運 動 生 理 学

生理学の基礎から疾病予防まで
第2版

小山　勝弘
安藤　大輔 編著
山北　満哉
北川　　淳
小野　悠介
藤田　　諒 共著

三共出版

運動生理学（第2版） 刊行にあたって

　2013年に「運動生理学　生理学の基礎から疾病予防まで」の初版を出版してから，8年が経過しました。その間幸いにも，非常に多くの方々に本書をご利用いただき，様々な視点からの貴重なご指摘やご要望を頂戴いたしました。今般，それらを反映した改訂版の（第2版）を刊行することにいたしました。

　2013年当時，すでに超高齢社会にあった日本の高齢化率（総人口に占める65歳以上の高齢者数の割合）は28.7%（2020年9月）と過去最高となり，「人生100年時代」が謳われるようになって，ますます運動を中心にした予防医学に大きな期待が寄せられています。さらに社会の高齢化の加速によって，加齢に伴う諸臓器の機能低下を基盤にした新たな概念「フレイル」（生理的予備能の低下が様々なストレスに対する脆弱性を惹起し，生活機能障害から要介護状態へと陥る中間的・可逆的状態，2014年）に該当する高齢者数が増大することも指摘されるようになり，その予防介入手段として，筋力低下を防ぐための運動と食事の重要性に関する認識も高まってきています。

　またこの間，「スポーツを通じて"国民が生涯にわたり心身ともに健康で文化的な生活を営む"ことができる社会を目指す」ために制定された「スポーツ基本法（2011年)」を受けて，2015年にはスポーツ庁が創設され，健康長寿社会の実現やスポーツを通じた地域活性化，経済活性化などに向けた活動が推進されています。これらの取り組みは，様々なスポーツ科学の知見を踏まえて実践されるべきものですが，その中で「運動生理学」の果たす役割は極めて大きいと確信しております。

　こういった時代の趨勢を受けて，今回の改訂では「フレイル」や「ロコモティブシンドローム（運動器症候群）」を取り上げ，さらに「精神疾患」を新たに追加して，運動との関係についての最新知見を14章に示しました。特に「精神疾患」は，2011年の総患者数320.1万人（受診者のみ）が2017年には419.3万人に増大（患者調査）した疾患であり，また高等学校学習指導要領（保健体育編，2022年度から年次進行で実施）における「現代社会と健康」の「精神疾患の予防と回復」に盛り込まれ，高校生が学校教育で学習すべき内容ともなっており，時宜を得た改訂と考えています。15章には，「健康づくりのための身体活動基準2013」等，国内外の身体活動に関するガイドライン等を取り上げて概説しました。既存内容についても刷新に努め，より丁寧で正確な記述，最新の知見に基づく情報を提供するようにしました。本書を通して，「運動生理学」の面白さを再発見していただければ幸いです。

2021年3月

著者代表　小山勝弘

まえがき

　日本は世界に冠たる長寿国となりましたが，その一方で，老人医療費の急増による医療費高騰問題に直面し，保険や医療に対する考え方の見直しが強く迫られています。また純粋に「長生きすること」を求める時代は過ぎ去り，昨今は世界保健機関（WHO）なども提唱する「健康寿命」，すなわち，いかにより良く生きるかが問われるようになってきています。「人生の長さ」から「人生の質（QOL: quality of life）」への転換です。

　QOL を高く保ち，元気に長生きすることを阻む要因は多数ありますが，特にメタボリックシンドローム（内臓脂肪症候群）やロコモティブシンドローム（運動器疾患症候群）は，21 世紀初頭における克服すべき大きな課題であることは間違いありません。これらの症候群の共通点は，いずれも「予防すること」が重要である点です。治療医学，先進医療の発展は今後も推進していかねばなりません。しかし未病の状態を長く維持していくために貢献するのは治療医学ではありません。健康的で QOL の高い人生を実現するためには，我々自らが望ましい生活習慣に関する知識を獲得し，それを実践する力を養うことが必要です。つまり，「予防医学」がより重要な時代となっているのです。

　予防医学の筆頭は「運動（動くこと）」です。厚生労働省は生活習慣病予防のために，「1 に運動，2 に食事，しっかり禁煙，最後にクスリ」といったスローガンを掲げています。また平成 25 年度から平成 34 年度まで，「二十一世紀における第二次国民健康づくり運動（健康日本 21（第二次））」が推進されますが，身体活動・運動は中心的に取り組むべき重要課題の一つです。次々と新しい便利なものが開発され，世の中に溢れている時代，我々の動く機会が少しずつ奪われていることを再認識すべきです。人間は本来動物であり，「運動（動くこと）」を前提にプログラムされ，種を繋いできた生き物であることを忘れてはいけないと思います。

　「運動（動くこと）」が身体に及ぼす影響については，すでに「運動生理学」として検証され体系化されてきています。それらの成果が，今，最大活用されるべき時です。しかしながら初学者にとっては，身体に関して理解すること（生理学）自体が非常に難しく，その応用科学である「運動生理学」の習得はさらに容易ではないと思われます。ところが生理学の基本を理解した上で，運動の生理学的影響を段階的に学習できるように構成された書はほとんどありません。さらに，「運動生理学」の知見が疾病予防に貢献する可能性について，エビデンスに基づき詳細に論及した書も多くありません。

　そこで本書は，オリンピック選手などの競技スポーツのパフォーマンス向上に寄与し，同時に人々の QOL の高い人生実現に貢献する運動生理学の入門書となるべく企画されました。将来，教員（特に保健体育教諭や養護教諭）や，アスレティックトレーナーや各種スポーツ指導者などスポーツ科学系分野での活躍を目指す方，また理学療法士，柔道整復師，保健師，看護師，および栄養士を志す方にとって，本書が身体の有する適応力の深遠さに気づく契機を提供する書となれば幸いに思います。

　本書は 6 名の著者による共著であり，北川（北里大学大学院）が 11, 14 章を，安藤（山梨大学大学院）が 3-5 章，12 章，15 章を，小野（熊本大学）が 9 章，13 章を，山北（山梨県立大学）が 14 章を，藤田（筑波大学）が 1-2 章を，そして小山（山梨学院大学）が 6-8 章，10 章を担当いたしました（著者の所属は，2021 年 4 月 1 日現在）。ご利用いただき，お気づきの点などについて忌憚のないご意見を賜れば幸いです。

　最後に，執筆に当たり，非常に多くの先達の貴重な文献を参考にさせていただきましたことに，著者一同，深謝申し上げたいと思います。また，著者の執筆企画を評価して出版のご英断を下され，なおかつ編集作業の細部にまできめ細やかなご指導をいただきました秀島功氏に，改めて，心から感謝申し上げます。

　　2013 年 3 月

著者代表　小山勝弘

目　　次

I　生理学の理解から運動生理学へ

Ⅱ　運動生理学の理解から応用へ

コラム

I

生理学の理解から運動生理学へ

1章

運動と骨格筋

　1章では体の動きを生み出す骨格筋の構造とその収縮のしくみを理解し，筋損傷，および筋疲労の発生とそのメカニズムについて学ぶ。また運動トレーニングによる筋肥大，不活動に伴う筋萎縮など，身体活動の多寡によって応答する骨格筋の可塑性について理解する。

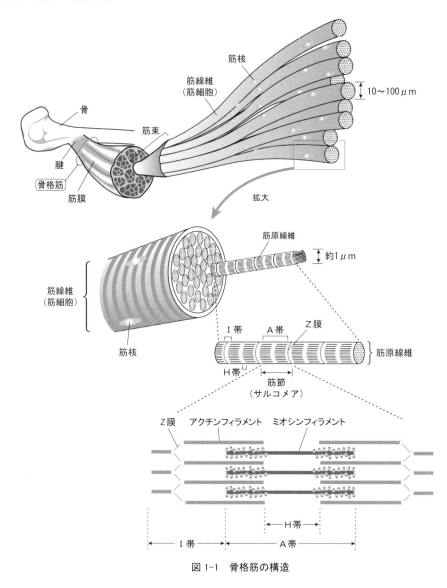

図 1-1　骨格筋の構造

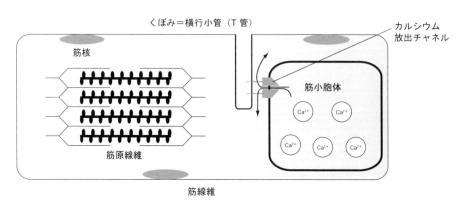

図 1-2　横行小管と筋小胞体

1-1　骨　格　筋

1.　骨格筋の構造

　骨格筋による体の「動き」が生み出される過程を明らかにするために
は，骨格筋の構造を理解する必要がある。骨格筋は筋線維と呼ばれる線
維状の細胞（筋細胞）が束状に集まっており，筋線維はさらに細い筋原
線維と呼ばれる線維から成る。筋原線維は円筒構造をしており，Z膜（Z
線）により隔てられた筋節（サルコメア）という収縮単位から構成され
る。このZ膜に細いフィラメントであるアクチンフィラメントの一端
が固定され，その間に太いフィラメントであるミオシンフィラメントが
並行に一部分を重ねて並んでいる。筋節中央部は密度が高くA帯と呼
ばれ，密度が低いその両側はI帯と呼ばれる。このA帯とI帯が規則的
に交互に配列され，明暗の縞模様を形成しているために骨格筋は横紋筋
と呼ばれる（図1-1）。

　筋線維は横行小管（T管）と筋小胞体という細胞小器官をもつ。両者
は共に「収縮せよ」という運動神経の入力を筋線維内に伝達するために
重要である。T管は筋線維膜が細胞内に陥入した構造をしており，神経
からの収縮命令（電気的興奮）を筋小胞体に伝える役割をしている。ま
た，筋小胞体はカルシウムイオン（Ca^{2+}）を含んだ袋状の構造を有し，
T管の興奮がカルシウム放出チャネルを開くと内在しているCa^{2+}を筋
線維内に放出する（図1-2）。つまり，この2つの細胞小器官によって
運動神経からの収縮命令を筋線維内のCa^{2+}濃度の上昇という形に変換
する。

2.　筋収縮の仕組み

　筋収縮という力の発生の最小単位はミオシン頭部とアクチンの間で形
成されるクロスブリッジと呼ばれる構造体である。ミオシン頭部には
ATPase（ATPアーゼ）という酵素が用意されており，後述するように
筋原線維が収縮する時に大変重要な役割を担っている。

①　クロスブリッジの形成

　骨格筋が収縮するためには，アクチンフィラメントのアクチンとミオ
シンフィラメントのミオシン頭部の結合が必須である。弛緩時にはトロ
ポミオシンがアクチンのミオシン頭部との結合部位を覆い，アクチン
フィラメントとミオシンフィラメントの結合が妨げられている。しかし
筋小胞体から放出されたCa^{2+}がトロポニンと結合すると，アクチン上
のミオシン頭部結合部位が露出され両者が結合してクロスブリッジを形
成する（図1-3）。

> **word　ATPase（ATPアーゼ）**
> 以下の反応を触媒する酵素であ
> る。
> ATP（アデノシン三リン酸）→
> ADP（アデノシン二リン酸）＋Pi
> （無機リン酸）
> この反応によって得られるエネル
> ギーが，生体内のさまざまな活動
> に利用されている。筋収縮もその
> 1つである。

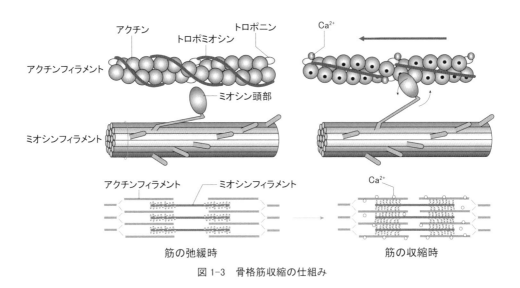

図1-3 骨格筋収縮の仕組み

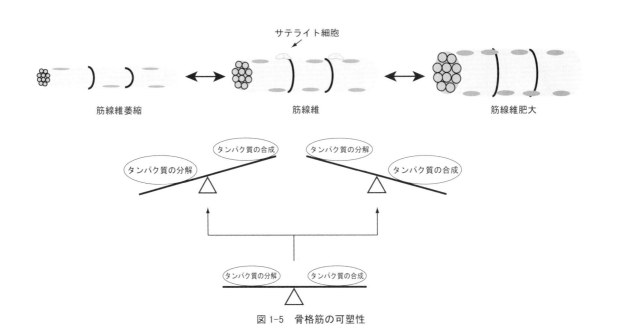

図1-4 各競技選手の外側広筋における筋線維組成

表1-1 機能的特性と生化学的特性から見た骨格筋線維の分類

	遅筋(ST)線維	速筋(FT)線維	
	SO	FOG	FG
ATPase	Type I	Type IIA	Type IIB
MHC	MHC I	MHC IIa	MHC IIb, MHC IIx
代謝	酸化系	酸化系/解糖系	解糖系
疲労耐性	高い	やや高い	低い
収縮スピード	遅い	やや速い	速い
筋線維の太さ	細い	中間	太い
色	赤	中間	白

図1-5 骨格筋の可塑性

② 滑走説

　クロスブリッジの形成後，ミオシン頭部の ATPase によって，アデノシン三リン酸（ATP）* が分解される。その際に得られるエネルギーを利用して，ミオシン頭部が首振り運動を起こし，アクチンフィラメントを移動させる。ミオシンフィラメントの中心に向かって，両側のアクチンフィラメントが滑り込むことになるため，筋節の短縮が起こると考えられる（滑走説，図 1-3）。運動神経による収縮命令が止み，筋細胞膜の興奮が終わると Ca^{2+} はトロポニンから外れて筋小胞体に取り込まれるとともに，ミオシン頭部に ATP が結合してアクチンとミオシン頭部の結合が外れて筋は弛緩する。

*5 章　運動と生体エネルギー反応
　参照。

3. 筋線維組成と収縮特性

　筋線維は収縮速度が遅い遅筋（ST, slow-twitch）線維と，収縮速度が速い速筋（FT, fast-twitch）線維に大別される。国際的なレベルで活躍する持久系種目の選手の脚部では ST 線維の占める割合が高く，瞬発系種目の選手は FT 線維の割合が高いことが報告されている（図 1-4）。

　FT 線維は酸化系（oxidative）と解糖系（glycolytic）の酵素活性が高い FOG 線維と，解糖系酵素活性のみが高い FG 線維に分類される。ST 線維は酸化系酵素活性が非常に高いため，SO 線維ともいわれる。また，SO 線維は一般に赤く見え，FG 線維は白く，FOG 線維は赤と白の中間の色を示す。この色の違いは筋線維内に含むミオグロビン量の違いに起因し，SO，FOG 線維は酸素を多く使って ATP を作り出すため，ミオグロビン含量が多く赤く見える。

　また，ミオシンフィラメントを構成するミオシン重鎖（MHC, myosin heavy chain）の種類によって ATPase 活性値が異なる。ATPase 活性値が高いほど収縮速度が速いため，MHC の種類で筋線維タイプを分類できる。ヒトでは MHC I，MHC II a，MHC II b，MHC II x などが存在する。筋線維の特性について表 1-1 にまとめた。

4. 骨格筋の可塑性

　骨格筋は力の発揮という力学的負荷をはじめとした刺激に対して構造的，機能的変化を引き起こす可塑性に富んだ器官である。筋線維の可塑性，特に筋線維のサイズ調節を担う鍵は，筋線維を構成するタンパク質の合成と分解のバランスである。例えば，レジスタンストレーニングは筋タンパク質合成を促進し，分解を上回るため，筋線維は肥大する（図 1-5，右側）。

　また，サテライト細胞（衛星細胞）と呼ばれる幹細胞も骨格筋の可塑性に関与する。サテライト細胞は各種の刺激に対して反応し，既存の筋線維に融合することにより筋肥大などをもたらすと考えられている。

word　**解糖系酵素**
グルコースを分解し，そこに含まれるエネルギーを ATP に変換するための反応を担う酵素。反応は細胞質で行われる。解糖系は無酸素条件における ATP 産生の主要経路であり，すべての生物は解糖系酵素を持っているため最も原始的な ATP 産生経路であると考えられている。

word　**酸化系酵素**
糖質などの代謝物をミトコンドリア内の TCA 回路や電子伝達系の働きによって ATP を合成する反応を担う酵素を指す。この酵素によって担われる反応は有酸素条件における ATP 産生の主要な反応である。

word　**ミオグロビン**
筋肉中にありヘムをもつ色素タンパク質である。ヘムが酸素と結合するため，筋肉内で酸素を貯蔵し，必要な時に放出する役割を持つ。筋崩壊時にはミオグロビンが尿や血液中に流れ出るため，筋ジストロフィー（コラム参照）の重症度判定などにも用いられる。

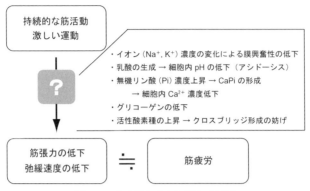

図1-6 筋疲労とそれに関わる因子

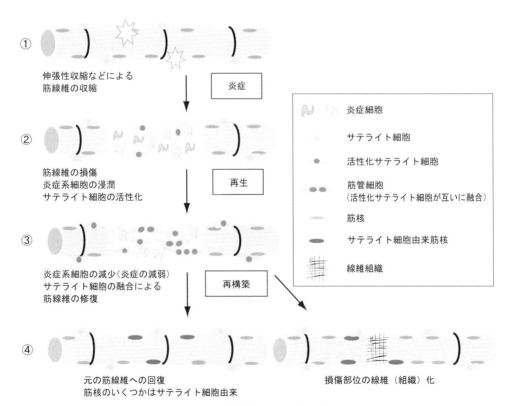

図1-7 筋損傷からの回復過程

1-2　運動と骨格筋

1. 運動に対する骨格筋機能の急性応答

(1)　筋疲労

筋疲労は持続的に筋収縮をしたり，激しい運動をしたりすることによって張力と弛緩速度の低下が生じる状態と定義される。連続的な筋収縮や激しい運動時には乳酸が生じ，pH の低下（アシドーシス）が起き，筋疲労発生の原因の 1 つとなると考えられてきた。疲労感は複数の要因で生じ，次のような原因物質が想定されている（図 1-6）。

①　無機リン酸（Pi）

Pi は筋収縮によって ATP が消費された際に生じる。持続的な筋収縮や激しい運動によって筋線維内の Pi 濃度が高まると，Pi の一部が筋小胞体内部へ流入し CaPi を形成する。筋収縮時における筋小胞体からの Ca^{2+} 放出に CaPi は利用されないため，筋線維内に放出される Ca^{2+} 濃度が低下し，筋疲労の原因となっている可能性がある（図 1-6）。

②　グリコーゲン

高強度の運動では，筋線維内に含まれるグリコーゲンが枯渇すると筋疲労が起こることが示されている。またグリコーゲン初期値が高い筋線維ほど，筋疲労が起こりにくい。

③　活性酸素種

筋線維を活性酸素種*に曝露させると筋の張力が低下する。また，運動時には酸素摂取量増大に伴い活性酸素種が発生する。活性酸素種は筋原線維の Ca^{2+} の感受性を低下させ，アクチンとミオシン頭部との結合を妨げることによって筋疲労の原因の 1 つとなると考えられている。

(2)　筋損傷と再生

筋の収縮様式は，等尺性（アイソメトリック）収縮，短縮性（コンセントリック）収縮，伸張性（エキセントリック）収縮に分類できる。この中で伸張性収縮は，最も大きな張力発揮が可能であり，筋損傷が生じやすい。

筋損傷が発生すると，まず炎症反応が引き起こされる（図 1-7，①，②）。炎症反応時には炎症細胞が浸潤し，損傷組織を除去し，同時にサテライト細胞を増殖させるサイトカインなどを分泌して筋組織再生を促す（図 1-7，②，③）。サテライト細胞は互いに融合して多核の筋管細胞となったり，損傷筋線維に融合したりすることにより損傷部位の修復に貢献している（図 1-7，③）。強い損傷や何らかの影響で炎症反応がうまく働かない状態では筋再生が遅延することもあり，また元々筋線維だった部位が線維組織等に置き換わること（線維化）もある（図 1-7，④右）。

*13 章　運動と酸化ストレス　参照。

> **word　等尺性収縮**
> 筋の長さが一定の状態で力を発揮する筋収縮。胸の前で両手を合わせ，双方から強く押し合う時の大胸筋は等尺性収縮をしている。

> **word　短縮性収縮**
> 筋の長さを短くしながら力を発揮する筋収縮。肘を伸ばして垂らした手でダンベルを持ち肘を曲げて胸の前まで持ち上げる時の上腕二頭筋は短縮性収縮をしている。

> **word　伸張性収縮**
> 筋の長さを伸ばしながら力を発揮する筋収縮。短縮性収縮の逆で，持ち上げたダンベルを肘を伸ばしながらゆっくり下ろす時の上腕二頭筋は伸張性収縮をしている。

> **word　炎症反応**
> 血管拡張，透過性の亢進を引き起こし，腫脹や熱感を兆候とする反応で傷害を治癒するための最初の過程である。

> **word　炎症細胞**
> 白血球の一種である好中球やマクロファージなどを指す。組織傷害部位に速やかに集積し，異物の貪食や分解を行う。また異物についての情報を免疫系の司令塔である T 細胞に伝える役割を持つ免疫反応の第一線を担う細胞。サイトカインなどを分泌し組織再生を促すことも報告されている。

> **word　サイトカイン**
> 細胞から分泌される低分子のタンパク質。細胞間のコミュニケーションをつかさどり，特定の受容体に結合することで，標的細胞の増殖や分化などさまざまな作用に影響を与える。

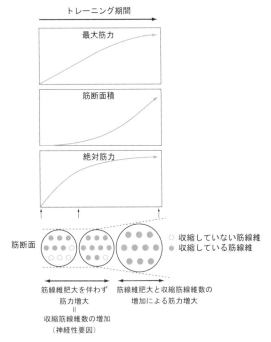

図 1-8　レジスタンストレーニングに対する骨格筋の応答

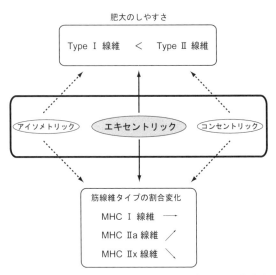

図 1-9　高強度レジスタンストレーニングに対する筋線維
タイプによる肥大率の違いと筋線維タイプの変化

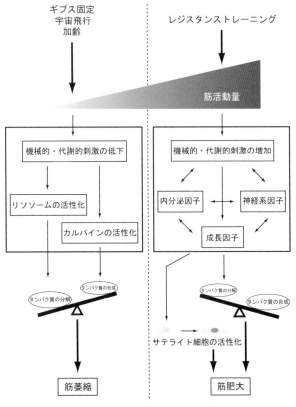

図 1-10　骨格筋の肥大と萎縮

2. 運動トレーニングに対する骨格筋機能の慢性適応

(1) 筋肥大

骨格筋は運動時に損傷を受けると，その後，筋肥大などを起こして適応する。理論上,骨格筋の太さは筋線維の横断面積とその数で規定されるため，筋肥大は筋線維の太さと，筋線維数の2つの増加で説明される。筋肥大への貢献度としては，既存の筋線維の太さの増加が大きいと考えられている。

① 運動トレーニングによる筋力の増大

レジスタンストレーニングによる筋力増大には2つの因子が関係している。1つは筋線維肥大である。これは運動による機械的刺激を介して，成長因子，神経系因子などの分泌が促され，筋線維のタンパク質量が増大する結果である。この現象は，トレーニングの後期，長期的な適応として顕在化する筋肉の形態的変化である（図1-8，図1-10）。もう1つは神経性の適応で，運動ニューロンの命令に対して収縮する筋線維数の増大が最大筋力を大きくさせる。トレーニング初期に，筋肥大を伴わずに発揮筋力が大きくなるのはこのためである（図1-8）。

② 筋肥大と筋線維組成との関係

筋の肥大過程において速筋線維は遅筋線維より肥大しやすい傾向にある（図1-9,上段）。しかし，これは遅筋線維が肥大しないわけではなく，伸張性収縮を含むトレーニングなどによって速筋線維の方が影響を受けやすいという理由によると考えられる。

③ トレーニングによる筋線維組成の変化

持久的トレーニングにより，速筋線維内のMHC IIa増加とMHC IIxの減少が観察される。また，高強度レジスタンストレーニングによっても基本的にMHC IIaの増加とMHC IIxの減少が起きる（図1-9,下段）。興味深いことに，高強度トレーニング期間後に完全な休息期間を設けると，いったん減少した瞬発性の高いMHC IIxの割合が増加に転じるとの報告もある。

(2) 筋萎縮

長期臥床やギプス固定などにより筋が不活動になったとき，筋肉は萎縮する（廃用性筋萎縮）。姿勢保持など持続的に張力発揮に関わる遅筋線維の方が速筋線維に比べ，萎縮しやすいことがわかっている。筋萎縮はタンパク質の合成と分解のバランスが，分解に傾いた結果，筋線維が細くなっていくと考えられている。不活動になると筋線維内でリソソームやカルパインといったタンパク質分解酵素が活性化され，Z膜や筋原線維の崩壊が観察される（図1-10）。さらに，不活動により遅筋線維から速筋線維への移行が見られる。また加齢性筋萎縮（サルコペニア*）では速筋線維から遅筋線維へと筋線維タイプが移行する。

word **レジスタンストレーニング**
筋肉にダンベル，バーベル，マシンなどを用い抵抗(レジスタンス)をかけて，主に筋力，筋持久力などの向上，骨格筋肥大などを目的として行うトレーニング方法である。

word **運動ニューロン**
骨格筋を支配する神経細胞。細胞体が大脳皮質運動野にある上位運動ニューロンと，脊髄前角にある下位運動ニューロン（α運動ニューロンとγ運動ニューロン）とがある。
(2章 運動と神経 参照)

word **リソソーム**
細胞内小器官の1つで，多くのタンパク質分解酵素(プロテアーゼ)群であるカテプシンを含む。

word **カルパイン**
Ca^{2+} は筋収縮に重要な働きをしているが，Ca^{2+} 濃度が何らかの影響で上昇すると活性化するプロテアーゼ(Ca^{2+} 依存性プロテアーゼ)。カルパインが筋原線維に作用すると，Z膜の消失が起こる。

*14章 運動と疾病 14-8 フレイル 参照。

> ### コラム　筋肉の病気（ミオパチー）
>
> 　筋疾患の多くは遺伝性のもので，進行性の筋力低下を示す。その代表的なものに筋ジストロフィーがあげられる。最も重症の経過をたどる筋ジストロフィーはデュシェンヌ（Duchenne）型筋ジストロフィー（DMD）である。発症頻度も高く出生男児 3500 人に 1 人と言われている。DMD は 3 歳頃から筋力低下がみられ，10〜15 歳程度で車いすによる移動が必要になる。さらに 20〜30 歳で呼吸不全や心不全等により死に至る。現在，ES 細胞（Embryonic Stem cells；胚性幹細胞）や 2012 年のノーベル医学生理学賞で注目を浴びている iPS 細胞（induced Puluripotent Stem；誘導多能性幹細胞）を使った幹細胞移植治療や遺伝子治療など，さまざまな研究が行われているが，いまだその進行を有効に阻止する治療法は確立されていない。今後さらに，骨格筋の可塑性に関する新たな知見や理解が深まることによって，筋ジストロフィーをはじめとした筋疾患に応用できる治療方法の確立，あるいはリハビリテーションや医療機器の開発につながることが期待されている。

参 考 文 献

1) 埜中征哉　編,『ミオパチー——臨床と治療研究の最前線』, 医歯薬出版 (2009).

2) Tiidus PM, "Skeletal Muscle Damage and Repair", HUMAN KINETICS (2007).

3) 和田正信・坂本誠・杉山美奈子・松永智, 高強度運動における筋疲労の要因：無機リン酸, グリコーゲンおよび活性酸素種の影響. 体育学研究, 51：399-408, 2006.

4) 柳原大・内藤久士　編著,『運動とタンパク質・遺伝子』, ナップ (2004).

5) 吉岡利忠・後藤勝正・石井直方　編,『筋力をデザインする』, 杏林書院 (2003).

6) 山田茂・福永哲夫　編著,『生化学, 生理学からみた骨格筋に対するトレーニング効果』, ナップ (2003).

7) Andersen JL, Aagaard P, Myosin heavy chain IIX overshoot in human skeletal muscle. *Muscle Nerve*, 23：1095-104, 2000.

8) 境章,『目でみるからだのメカニズム』, 医学書院 (1994).

9) Adams GR, Hather BM, Baldwin KM, Dudley GA, Skeletal muscle myosin heavy chain composition and resistance training. *J. Appl. Physiol.*, 74：911-5, 1993.

10) 勝田茂・宮田浩文・麻場一徳・土肥徳秀, ニードルバイオプシー法による各種スポーツ選手の筋線維組成および毛細血管分布について. 筑波大学体育科学系紀要, 9：175-80, 1986.

2章

運動と神経

　神経は脳を中心に体中に張りめぐらされてネットワークを形成し（神経系），全身を統制している。

　2章ではまずこの機能を遂行している神経細胞（ニューロン）と神経系の構造と機能，さらに神経伝達のメカニズム等を学ぶ。そして運動生理学の項では，神経によってどのように体の動きが制御されているかについて，脊髄反射を含めた理解を深める。

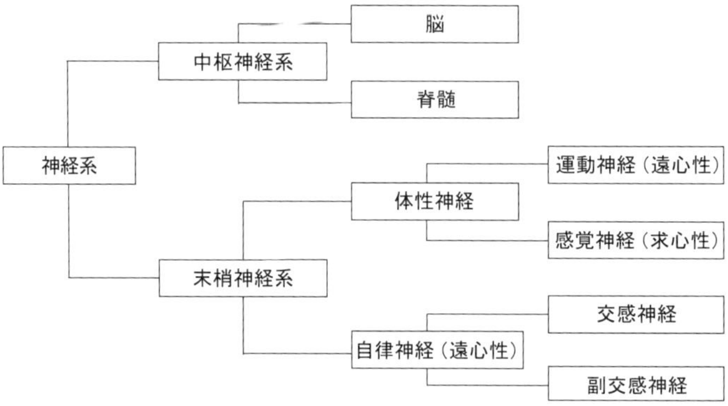

```
                         ┌─────────── 脳
             ┌─ 中枢神経系 ─┤
             │            └─────────── 脊髄
             │
    神経系 ──┤                         ┌── 運動神経（遠心性）
             │            ┌─ 体性神経 ─┤
             │            │            └── 感覚神経（求心性）
             └─ 末梢神経系 ─┤
                          │                       ┌── 交感神経
                          └─ 自律神経（遠心性）─┤
                                                  └── 副交感神経
```

図 2-1　神経系の分類

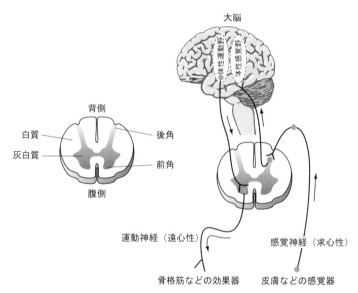

図 2-2　脊髄の断面図（左）と中枢神経系と末梢神経の間での神経伝達（右）

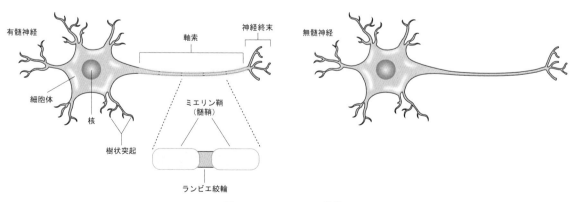

図 2-3　ニューロンの構造

2-1　神　　経

1．神経系の構造

神経系は解剖学的に大きく，脳と脊髄からなる中枢神経系（頭蓋と脊柱管の中にある神経細胞）と，脳・脊髄と末梢組織を連絡する末梢神経系に分類される。末梢神経系はさらに機能的に，体性神経と自律神経に分けられる（図2-1）。

(1)　中枢神経系

①　脳

脳は脳幹（中脳，橋，延髄），小脳，間脳，大脳に分けられる。随意運動の中枢（運動指令の出発点）は大脳表面（神経細胞が集積する灰白質）の大脳皮質にある。

大脳皮質は体性運動野，体性感覚野などの領域と，より高次の知的活動（記憶,学習,判断など）を担う連合野に分割されている（機能局在）。手に物が触れた知覚情報は，体性感覚野の「手の感覚を知覚する部位」に届き，それを掴む際には体性運動野の「手の動きを生み出す骨格筋を制御する部位」から指令が発せられる（図2-2）。

②　脊髄

脊髄には灰白質と呼ばれる蝶のような形をした領域がある。脳からの指令は灰白質の前角にある遠心性の運動神経によって末梢へ伝えられる。また知覚は求心性の感覚神経によって灰白質の後角から入り，脳に送られる（図2-2）。

(2)　末梢神経系

体性神経のうち，運動神経は中枢から末梢（遠心性）に情報を伝え，感覚神経は反対に末梢から中枢（求心性）に情報を運ぶ（図2-2）。脊髄の前角から骨格筋に伸びて，大脳皮質運動野からの運動命令を骨格筋に直接伝えるのが運動ニューロンである。大脳皮質運動野や脳幹から脊髄前角の運動ニューロンに指令を伝える上位運動ニューロンと区別するため，下位運動ニューロンとも呼ばれる。

自律神経は交感神経と副交感神経からなり，いずれも遠心性神経で，意志とは無関係に心臓の拍動など内臓機能を調節する（自律性）。

また，大部分の臓器は交感神経と副交感神経の両者に支配される（二重支配）が，例外的に，汗腺とほとんどの血管は交感神経の単独支配を受けている。さらに，自律神経は，常にある程度の頻度で臓器に命令を与え続けている（持続支配）という特徴も有している。

---

word　運動神経

中枢からの指令を末梢に伝える神経の総称で，厳密には骨格筋を制御する体性運動神経と，内臓や分泌腺などを支配する内臓運動神経（自律神経）とに分類される。本書では体性運動神経を運動神経と記述する。

word　交感神経

交感神経の細胞体は脊髄の胸髄から腰髄に分布し，脊柱管を出ると，各臓器に到達する。交感神経は一般に全身を活性化，あるいは緊張させるための神経といえる。交感神経刺激によって起こる反応として，心拍数の増加,血管の収縮（血圧の上昇），瞳孔の散大などがある。

word　副交感神経

細胞体は脳幹と仙髄にある。脳幹の副交感神経は頭部，首，上肢，小腸などを担当し，仙髄のそれは，大腸や直腸，膀胱などを担当している。副交感神経の働きは交感神経の働きと拮抗しており，リラックスさせる神経といえる。副交感神経刺激によって起こる反応として，心拍数の低下，血圧の低下，消化吸収の促進などがある。

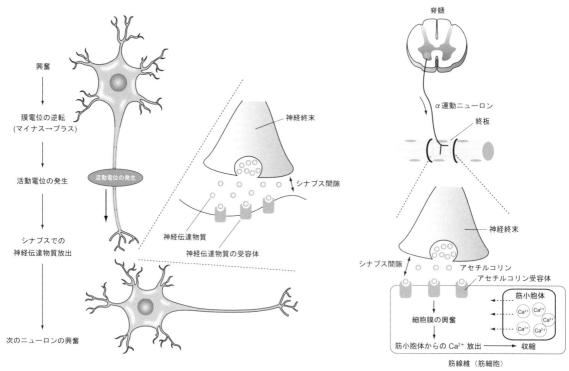

図 2-4　シナプスの構造と興奮の伝達

図 2-6　神経から筋肉への興奮の伝達

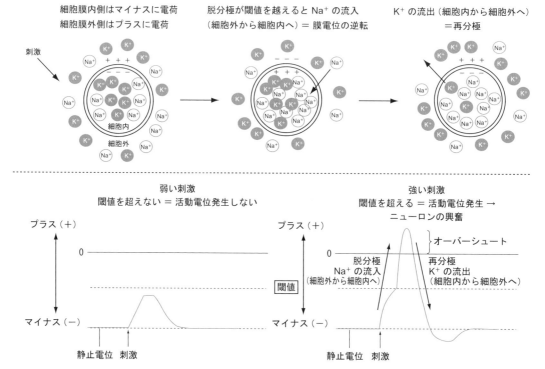

図 2-5　膜電位の変化と活動電位の発生

2. ニューロンの構造

神経系の最小単位は神経細胞（ニューロン）である。ニューロンは樹状突起と軸索という特殊な構造を持っており，樹状突起は他のニューロンからの情報を受け取り，軸索は樹状突起が受け取った情報を末端の神経終末に伝え，他のニューロンへ伝達する役割を担っている。また軸索の周りにミエリン鞘（髄鞘）が付いている有髄神経，付いていない無髄神経がある。運動神経や多くの感覚神経などは有髄神経であり，自律神経（節後神経）や一部の感覚神経などは無髄神経である（図2-3）。

3. シナプス

軸索の末端部分は神経終末と呼ばれ少し膨らんでおり，別のニューロンの樹状突起や組織に接合するわずかな隙間にシナプスを形成している。活動電位が神経終末に達すると，神経伝達物質がシナプス間隙に放出され，これが次のニューロン（シナプス後細胞）などに用意されている神経伝達物質の受容体に結合すると興奮が伝達される（図2-4）。

4. 活 動 電 位

ニューロンの興奮の正体は細胞膜上に発生する急激な電位変動で，活動電位と呼ぶ。元々ニューロンの細胞膜内側（細胞内）は外側に対して電気的に負に荷電している（静止電位）。そこへ興奮が発生して細胞内の電位が上昇（脱分極）し閾値を越えると，Na^+の通過を可能にする細胞膜上のナトリウムチャネルが開いて細胞外に高濃度に存在するNa^+が流入して瞬間的に細胞内電位が上昇（オーバーシュート）する。続いて細胞内に高濃度に存在するK^+が流出して再分極し（図2-5，上段），急激な電位変化（活動電位）が軸索末端まで伝わる。活動電位は，細胞膜の脱分極が閾値を超える刺激であれば発生するが，刺激を増しても活動電位の大きさは増大しない。これを「全か無かの法則」といい，つまり活動電位は発生するかしないかのいずれかである（図2-5，下段）。

5. 運動指令の伝わり方

筋肉を支配しているα運動ニューロンの軸索は末端で枝分かれして，終板という形でいくつかの筋線維の表面に接している（厳格には，筋細胞膜との間にシナプス間隙があり，物理的に接してはいない）。α運動ニューロンの電気的興奮は神経終末でのアセチルコリンの放出を引き起こし，そのアセチルコリンが筋細胞膜表面のアセチルコリン受容体に結合すると，筋細胞膜の電気的興奮が筋小胞体からのCa^{2+}放出を促して筋収縮が起こる*（図2-6）。

---

word　ミエリン鞘（髄鞘）

シュワン細胞あるいはグリア細胞によって作られる軸索上に存在する構造のことを指す。ミエリン鞘は1本の軸索の全長にわたって存在するわけでなく，一定の距離を置いて切れ目がある（ランビエ絞輪）。有髄神経の電気信号は，ミエリン鞘を飛び越すようにランビエ絞輪からランビエ絞輪へ伝わるため，神経伝達速度が50倍以上にスピードアップする（跳躍伝導）。

word　神経伝達物質

ニューロンの軸索末端からシナプスに向けて放出される物質。興奮性伝達物質と，逆に興奮を抑制する抑制性伝達物質がある。興奮性伝達物質としてアセチルコリン，ドーパミン，アドレナリン，抑制性伝達物質としてはグリシンやガンマアミノ酪酸（GABA）などがある。これらの伝達物質が次のニューロンに存在する受容体に結合することにより情報が伝達される。

word　シナプス間隙

ニューロンの軸索末端と次のニューロンの樹状突起あるいは筋線維との20 nm程度の隙間を指す。神経伝達物質がこの隙間に放出されて，シナプスを形成している別のニューロンや筋線維がそれを受け取り，興奮が伝達されていく。

word　α運動ニューロン

脊髄前角から出る運動ニューロンには，大型のα運動ニューロンと中~小型のγ運動ニューロンの2種がある。α運動ニューロンが筋肉を支配する主役だが，γ運動ニューロンもα運動ニューロンの作用を調整し，筋収縮の正確性を高める働きをする。

*1章　運動と骨格筋　参照。

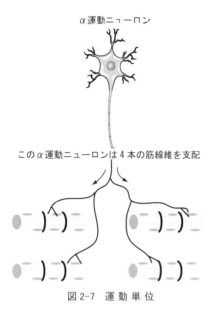

図 2-7　運 動 単 位

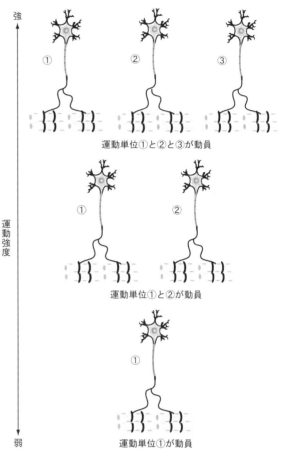

図 2-8　運動強度と動員される運動単位数

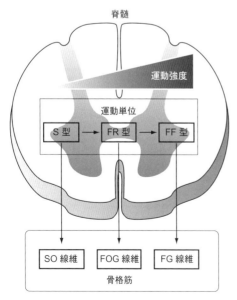

図 2-9　運動強度と運動単位のタイプ

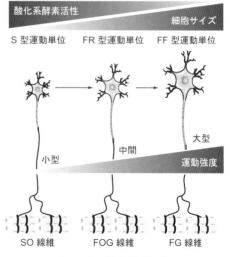

図 2-10　サイズの原理

2-2　運動と神経

1. 運動に対する神経機能の急性応答

(1) 運動単位と運動強度

1つのα運動ニューロンとそれが支配している筋線維を運動単位と呼び，運動単位内の筋線維は同時に収縮・弛緩する（図2-7）。またα運動ニューロンが支配する筋線維の本数を神経支配比という。手先や眼球など微妙な動きが要求される筋肉は神経支配比が小さく，下肢や背中の筋肉の神経支配比は大きい。

運動強度に応じて動員される運動単位数は変動する。運動強度が上昇して筋出力を増大させる必要がある場合には，運動単位の動員数が増す（図2-8）。

運動単位には，収縮速度は遅いが疲労抵抗性が高いS（slow）型運動単位と，速い収縮をするが疲労抵抗性の低いFF（fast fatigable）型運動単位，そして中間的特性を有するFR（fast fatigue resistant）型運動単位の3種類がある。S型運動単位にはSO線維*，FF型運動単位にはFG線維*，FR型運動単位にはFOG線維*がそれぞれ多く含まれる（図2-9）。

*1章　運動と骨格筋　参照。

運動強度が低い場合は，S型運動単位が中心に動員されるが，運動強度が上がるにしたがい，FR，FF型の動員率が高まる。例えば，歩行や姿勢維持など比較的ゆっくりした運動時にはSO線維を支配するS型運動単位が活動する。一方，走行や跳躍など強度が高い運動時には，速筋（FOG，FG線維）*を支配するFR，FF型運動単位が動員され，瞬発的な筋収縮を制御している。このように，運動強度の変化に対して，運動単位の動員数と種類を変化させることで，筋出力を調整している（図2-8，図2-9）。

(2) α運動ニューロンのサイズと筋力調節

S，FR，FF型運動単位に含まれるα運動ニューロンのサイズには一定の傾向が認められる。S型運動単位のα運動ニューロンは小型であり，弱い刺激でも興奮を起こしやすい（閾値が低い）ため，弱い収縮力しか必要でない時にS型運動単位が動員される。さらに，このニューロンはミトコンドリアを豊富に含有し，酸化系酵素*活性が高いという特徴がある。一方，FR，FF型運動単位に含まれるα運動ニューロンは順に大型化する。この大型のα運動ニューロンは閾値が高く，ミトコンドリアが少なく，酸化系酵素活性が低いという特徴を有する。これらのことから，α運動ニューロン自体の酸化系酵素と，それらが支配する筋線維の酸化系酵素の活性特性は一致しているといえる（図2-10）。

word　ミトコンドリア
細胞内小器官の一種。クエン酸回路やβ酸化（脂肪酸代謝）に関わる酵素群を多く含んでいる。最も重要な機能は電子伝達系による酸化的リン酸化を行いATP産生を行うことである。つまりミトコンドリアが多いとより酸化的リン酸化によるATP産生の効率が高まる。

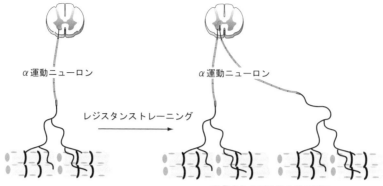

図 2-11　動員される運動単位数の変化

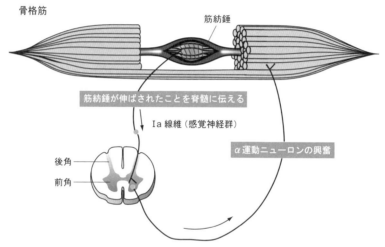

図 2-12　筋紡錘の仕組み

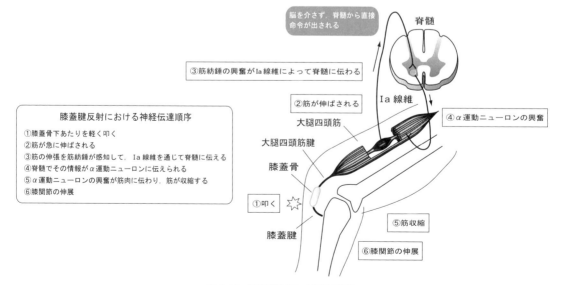

図 2-13　膝蓋腱反射（伸張反射）

（3）　サイズの原理

　徐々に筋肉への負荷（運動強度）を増大させていくと，α 運動ニューロンのサイズと，その動員パターンについて興味深い関係が分かる。力が発揮されると，まず小型の α 運動ニューロンが活動する。そして負荷が増大するに伴い，中間の大きさの α 運動ニューロンが活動し，最終的に大型の α 運動ニューロンが活動する。このようにサイズの小さなものから順に活動していく関係をサイズの原理と呼ぶ（図2-10）。

2．運動トレーニングに対する神経機能の慢性適応

　運動トレーニングに対する適応として，骨格筋が発揮する最大筋力は増大する。これは脳からの運動指令等に対して興奮する α 運動ニューロン（脊髄前角細胞）数が増えて，動員される運動単位の総数が増加することが主因と思われる。また運動単位の発火頻度の増大（筋線維への刺激頻度を増やすと，単収縮から弛緩する前に次の収縮が生じ強縮となる）や同期化，さらには拮抗筋の抑制なども，最大筋力の向上に寄与している*（図2-11）。

*1 章　運動と骨格筋（図1-8）参照。

3．深 部 感 覚

　私たちはものを掴むときに軽く掴んだり，強く掴んだりするなど微妙な力加減をすることができる。これには，深部感覚（骨格筋や腱の伸張感覚）を捉えて筋収縮を正確に調節するための感覚神経からの情報が必須であり，固有の感覚受容器として筋紡錘と腱紡錘が関与している。

①　筋紡錘

　筋紡錘は骨格筋深部にある紡錘形の感覚受容器であり，求心性の Ia 線維が巻き付いている。筋肉が引き伸ばされると筋紡錘の長さが変化し，Ia 線維を介して伸ばされたことが脊髄に伝わり，α 運動ニューロンによって筋収縮力を高める。つまり，筋紡錘は常に筋の張力をチェックして中枢（脊髄）に伝え，適切な筋収縮力を発揮するのに役立っている（図2-12）。

　脊髄反射の一種である膝蓋腱反射も筋紡錘の働きが関与している。大腿四頭筋の停止部付近の膝蓋腱がハンマーなどで叩かれると，筋肉は急に伸ばされるため筋紡錘も伸ばされて興奮する。その情報がIa線維によって脊髄に伝えられ，α 運動ニューロンを興奮させ，大腿四頭筋が強く収縮して膝関節が伸展する。筋紡錘は筋が受動的に伸展される時，対抗して収縮することにより一定の長さを保って筋を保護し，また筋の動きを感知することで洗練した動きを達成することに貢献している（図2-13）。

②　腱紡錘（ゴルジ腱器官）

　腱には腱紡錘と呼ばれる感覚受容器がある。筋収縮時に腱にかかる張力を感知し，当該筋の収縮力を弱めることによって，筋の過度の伸展や断裂を防ぐ役割をしている。

コラム　運動と記憶力

　近年骨格筋の活動そのものが神経，特に記憶力にポジティブな影響を与えることがわかってきた。従来は，神経細胞は分裂しないと指摘されていたが，運動刺激などによって分裂し新しいニューロンを生み出していることがわかり，運動トレーニングを行った動物はより高い認知能力をもつことが明らかにされている。また，特に高齢者において運動習慣が記憶力の低下や認知症の予防，および改善作用を示すという報告が増加しており，運動が記憶力に関して何らかのポジティブな影響を及ぼすことは疑う余地がない。具体的に運動，特に有酸素運動は記憶に関与する脳部位である海馬におけるBDNF（Brain-Derived Neurotrophic Factor；脳由来神経栄養因子）の分泌を促し，加齢による海馬の退縮を抑えるなどして，記憶力の維持や改善に貢献しているのではないかと考えられている。つまり，運動は筋力向上などの体力面の改善に寄与するだけでなく，直接的に記憶や認知機能の低下を予防・改善する可能性があるため，認知症のリスクを低減する作用についても大いに期待されている。

参 考 文 献

1) 池田和正,『トコトンわかる図解基礎神経科学』，オーム社（2011）.

2) Erickson KI, Voss MW, Prakash RS, Basak C, Szabo A, Chaddock L, Kim JS, Heo S, Alves H, White SM, Wojcicki TR, Mailey E, Vieira VJ, Martin SA, Pence BD, Woods JA, McAuley E, Kramer AF, Exercise training increases size of hippocampus and improves memory. *Proc. Natl. Acad. Sci. USA*, 108 : 3017-22, 2011.

3) 池上晴夫,『現代栄養科学シリーズ18　運動生理学』，朝倉書店（2003）.

4) 吉岡利忠・後藤勝正・石井直方　編,『筋力をデザインする』，杏林書院（2003）.

5) 山田茂・福永哲夫　編著,『生化学,生理学からみた骨格筋に対するトレーニング効果』，ナップ（2003）.

6) 勝田茂　編著,『運動生理学20講』，朝倉書店（1999）.

7) 境章,『目でみるからだのメカニズム』，医学書院（1994）.

3章

運動と呼吸

　我々は常にエネルギーの生成と消費を繰り返しており，そのために大気中から必要な酸素を生体内へ取り込み，代謝の結果生じた二酸化炭素を体外に排出している。

　3章ではまず呼吸の役割，呼吸運動やガス交換のしくみについて理解を深める。運動生理学の項では，運動時における呼吸機能の変化や運動トレーニングによる呼吸機能の適応について学ぶ。

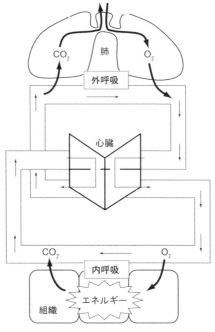

図 3-1　外呼吸と内呼吸

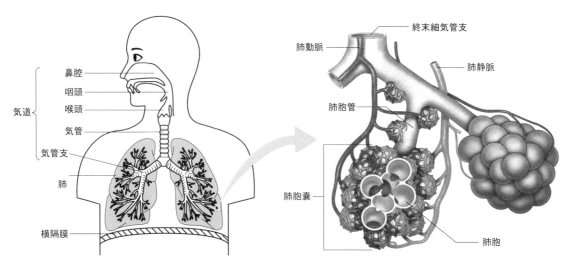

図 3-2　呼　吸　器

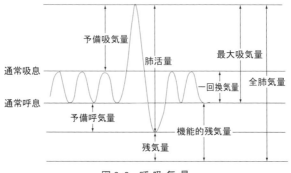

図 3-3　呼　吸　気　量

3-1　呼　　吸

1．呼吸の役割

　我々は，生命活動の維持に必要なエネルギー産生のため，常に体外から酸素を取り込み，その過程で生成される二酸化炭素を体外へ排出している。この酸素の取り込みと二酸化炭素の排出（ガス交換）が呼吸（外呼吸）の主な役割である。生理学的に呼吸は大きく2つに分けられ，肺と血液の間で行われる外呼吸（肺呼吸）と，血液と体組織（細胞）の間で行われるガス交換である内呼吸（組織呼吸）とがある（図3-1）。

2．呼 吸 運 動

　呼吸器は，鼻腔，咽頭，喉頭，気管，気管支，肺からなる。実際にガス交換が行われるのは肺の中の細気管支から枝分かれしたブドウの房のような形をした肺胞と呼ばれる部分である（図3-2）。

　肺はガス交換をするためにそれ自体が能動的に拡張・収縮するわけではなく，肋間筋や横隔膜などの呼吸筋の働きによって胸郭の容量を変えて受動的に拡張・収縮し，肺胞への空気の出入を可能にしている。主に肋間筋などの活動により胸郭の内腔を拡大・縮小して行う呼吸を胸式呼吸，横隔膜の収縮・弛緩により行う呼吸を腹式呼吸という。

3．換気量，肺活量，全肺気量

　一回の呼吸により肺に出入りする空気の量を一回換気量と呼ぶ。通常の呼息位からさらに努力して呼出できる呼気量の最大値を予備呼気量，通常の吸息位からさらに吸入できる吸気量の最大値を予備吸気量という。この3つを合わせたものが肺活量となる。また，最大努力により呼出しても気管や気管支，肺などには空気が残っており，これを残気量と呼ぶ。また予備呼気量と残気量の和を機能的残気量という。全肺気量とは，肺活量と残気量の和である（図3-3）。

4．呼吸の調節

　呼吸は大きく吸ったり吐いたりと随意的にもコントロールできるが，通常は呼吸中枢の働きによって不随意的に調節されている。呼吸中枢は脳の延髄にあり，呼息中枢と吸息中枢とに分かれて存在し，その調節は神経性調節と化学性調節の2つがある。

(1)　神経性調節

　吸息による肺の伸展に伴って肺胞壁にある伸展を感知する受容体が興奮し，迷走神経を介して吸息中枢を抑制し吸息から呼息へ移行し，呼息により肺が収縮するとその興奮が減少し吸息に移行する。これはヘーリング-ブロイエル（Hering-Breuer）反射と呼ばれている。また頸動脈反射や大動脈反射を介した調節などもある。

---

word　呼吸器
肺と胸郭以外の部分は空気の通り道であるため，気道と呼ばれる。なお，鼻腔（口腔）から気管までを上気道，これ以下を下気道と呼ぶ。気道や肺には呼吸機能以外にも吸入した空気に含まれる異物や病原体，および有害物質に対する防御機構が備わっている。

word　肺胞
1つの大きさはとても小さいが，大人の場合は約2～7億個もあり，肺胞を広げていくと，その表面積は成人で約90～100 m^2 にもなる。

word　肋間筋
肋骨同士を繋いでいる筋肉である。肋間筋には内肋間筋（内側）と外肋間筋（外側）の2種類ある。内肋間筋の働きにより肋骨を引き下げて息を吐き，外肋間筋の働きにより肋骨を引き上げて息を吸っている。ただし，安静時の呼吸では主に外肋間筋が用いられ，運動時など換気量が増加する際には内外肋間筋も活動する。

word　横隔膜
胸腔と腹腔を隔てる膜性の筋肉である。横隔膜が収縮することで胸腔が広がり，空気が肺の中に流れこみ，横隔膜が弛緩することで空気が肺から排泄される。

word　胸郭
上方と周囲は胸壁，下方は横隔膜からなり，その内部を胸腔と呼ぶ。

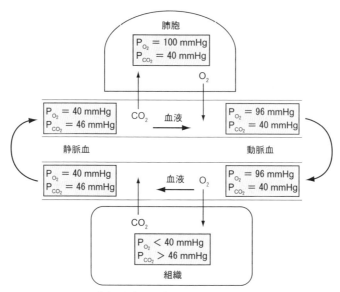

図 3-4　肺胞-血液、血液-組織間におけるガス交換
P$_{O_2}$，酸素分圧；P$_{CO_2}$，二酸化炭素分圧

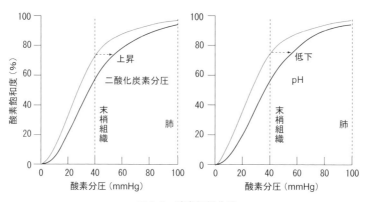

図 3-5　酸素解離曲線

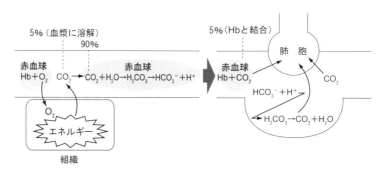

図 3-6　血中での酸素と二酸化炭素の流れ

(2)　化学性調節

　血液中の二酸化炭素分圧や水素イオン濃度（pH）の変化などによっても呼吸は調節される。動脈血中の二酸化炭素分圧の増加や血液中の水素イオン濃度の増加（pH の低下）は呼吸運動を促進させる。

5. ガ ス 交 換

　ガス交換は肺胞-血液，血液-体組織の間のガス分圧差による拡散で行われ，分圧の高い方から低い方へ移動する。

　平地（海抜 0 m）における大気圧は，760 mmHg であるが，これは酸素や二酸化炭素以外の気体も含んだ気圧である。大気中には約21%の酸素，約 0.03%の二酸化炭素が含まれるため，酸素分圧は約 160 mmHg，二酸化炭素分圧は 0.2 mmHg となる。この分圧は肺，動脈，静脈，体組織などでそれぞれ異なる値を示す。肺胞中のガスの酸素分圧は 100 mmHg，静脈血の酸素分圧が 40 mmHg 程度であるため，酸素は肺胞から血液中に拡散することになる。また，肺胞内ガスの二酸化炭素分圧は 40 mmHg であるが，静脈血における二酸化炭素分圧が 46 mmHg であるため，二酸化炭素は血液中から肺胞へ拡散する。

　血液と組織におけるガス交換も同様の仕組みで行われる。しかし，肺胞-血液間とは反対に血液-体組織間では，酸素分圧は血液で高く，二酸化炭素分圧は体組織で高いため，酸素は血液から体組織へ，二酸化炭素は体組織から血液へ移動することになる（図 3-4）。

6. 血液によるガス運搬

　酸素の血漿への溶解度は非常に小さく，肺胞から血液中に移動した酸素の大部分は，赤血球中のヘモグロビン（Hb, hemoglobin）と結合して各組織へと運搬される。酸素と結合しているヘモグロビンの割合を酸素飽和度と呼び，周囲の酸素分圧の影響を受け，その関係は酸素解離曲線で表現される。この曲線は S 字型をしており，二酸化炭素分圧，pH，温度や 2,3-DPG などの変化に影響される（図 3-5）。例えば，二酸化炭素分圧の上昇，pH の低下，温度の上昇，2,3-DPG の増加は酸素解離曲線を右方へシフトさせる。これは，末梢組織において酸素がヘモグロビンから解離しやすくなることを意味し，様々な変化に対して組織への酸素供給を円滑に行うためのしくみといえる。

　組織で発生した二酸化炭素の大部分（約90%）は，赤血球内の酵素の働きにより水（H_2O）と反応し，炭酸（H_2CO_3）に変換される。炭酸は重炭酸イオン（HCO_3^-）と水素イオン（H^+）に解離して，血液中を移動する（図 3-6）。肺胞に達した重炭酸イオンと水素イオンは反対の順序で反応し，そこで出てきた二酸化炭素は体外へ排出される。

---

word　分圧

大気などの混合気体の示す圧力を全圧，その中にある成分気体（例えば酸素）が単独で同じ体積を占める時に示す圧力を分圧という。全圧は各気体の分圧の和に等しい。血液などの液体（液相）中にある成分（例えば酸素）が溶解している時，その液体と平衡に達する気体（気相）の分圧が，液体中のある成分の分圧（酸素分圧）と定義される。

word　ヘモグロビン

1 g のヘモグロビンは1.34 mL の酸素と結合できる。血液 100 mL 中のヘモグロビン量は約15 g あるため，血液 100 mL あたり約20 mL の酸素を運搬することができる。

word　2,3-DPG

2,3-ジホスフォグリセリン酸塩（2,3-diphosphoglycerate）のことである。赤血球内の嫌気的解糖系の中間産物であり，ヘモグロビンと結合しヘモグロビンからの酸素解離を促す。

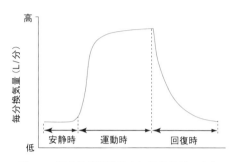

図 3-7　固定負荷運動時の毎分換気量の変化

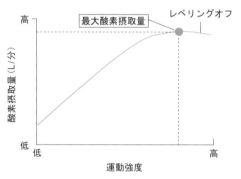

図 3-8　運動強度と酸素摂取量

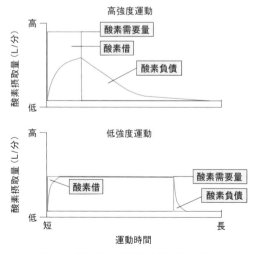

図 3-9　酸素摂取量と酸素需要量の関係

3-2　運動と呼吸

1. 運動に対する呼吸機能の急性応答

(1) 一回換気量，呼吸数

運動時の換気量の増加は，呼吸の深さ（一回換気量）と速さ（呼吸数）によって決定される。換気量は通常1分間あたりの量で示され毎分換気量（$\dot{V}_E$, minute ventilation）と呼ばれ，一回換気量と呼吸数の積で求められる。運動強度が高まるにつれ一回換気量，呼吸数とも増加し，激しい運動になると呼吸数は最大で60回/分，一回換気量も3〜4 Lにもなる。運動中の換気量は運動強度や酸素摂取量と比例し，直線的に増加する。低強度から中等度の一定の運動（固定負荷運動）の際に，換気量は運動開始直後から増加していき，運動開始数分後には一定になる。そして，運動終了後には徐々に低下して安静時の状態へと回復する（図3-7）。

(2) 最大酸素摂取量

酸素摂取量（$\dot{V}O_2$, oxygen uptake）とは，1分間に生体が取り込む酸素量を指す。この値は吸気中と呼気中の酸素量の差から求められる。運動により酸素需要が高まると，それに伴い呼吸・循環系の働きが亢進し酸素摂取量が増加する。低強度の固定負荷運動では，酸素摂取量は数分で一定となる（定常状態）。定常状態は，酸素摂取量と酸素需要量が等しい状態であり，運動の強度が高くなると定常状態に至るまでの時間は長くなる。運動強度を漸増していく運動を行うと，酸素摂取量は運動強度の増加に伴い上昇するが，ある強度で頭打ちになり横ばい状態となる（レベリングオフ）。このときの値を最大酸素摂取量（$\dot{V}O_2$ max, maximum oxygen uptake）という（図3-8）。最大酸素摂取量は，心肺能力や有酸素性持久力の指標として広く用いられている。また相対的な運動強度の基準（% $\dot{V}O_2$ max）として用いられることもある。最大酸素摂取量は，1分当たりの値（L/分）で表すこともあるが，体格による影響を補正するために体重当たりの値（mL/kg/分）で示すことも多い。

(3) 酸素負債

運動を開始すると酸素摂取量は増加するが，必要な酸素量がすぐに供給されるわけではなく，供給が需要を下回る。この間には無酸素性エネルギー供給機構，つまりATP-CP系や解糖系が主に使用され*，不足分のエネルギーを補っている。この酸素供給の不足を酸素借という。運動強度が低い場合は，数分で需要と供給のバランスがとれ定常状態に至るが，高強度の場合は，酸素需要量が常に供給量を上回ることになる。

運動終了後には，安静時よりも酸素摂取量の高い状態が続き，これを酸素負債と呼ぶ（図3-9）。この酸素負債は酸素借として供給された無

---

word　呼吸数
通常は1分当たりの回数で表され，安静時は成人で12〜15回である。

word　毎分換気量
分時換気量，または単に換気量と示されることもある。安静時では約6 L/分であるが，最大運動時には200 L/分に達することもある。

word　酸素需要量
酸素摂取量と酸素負債量の合計であり，必要とされる酸素量のことである。

word　最大酸素摂取量
一般の成人男性の最大酸素摂取量は40 mL/kg/分程度であるが，持久的な種目を専門とするアスリートでは80 mL/kg/分を超えることもある。

男子スポーツ選手の最大酸素摂取量

運動種目	(mL/kg/分)
距離スキー	82.6
マラソン	79.0
陸上・中距離	78.1
陸上・競歩	74.8
競泳	69.0
サッカー	66.4
バスケットボール	60.7
陸上・短距離	60.1
バレーボール	56.6
柔道	55.6
野球	52.3

*5章　運動と生体エネルギー反応参照。

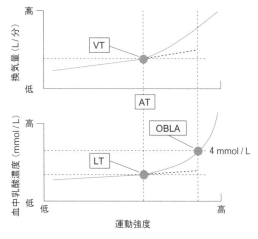

図 3-10　無酸素性作業閾値

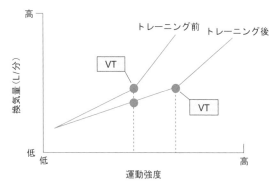

図 3-11　運動トレーニングによる換気量，および換気閾値の変化

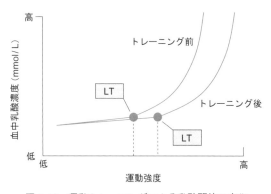

図 3-12　運動トレーニングによる乳酸閾値の変化

酸素性エネルギー供給分を補うものと考えられてきた。しかし近年ではこれ以外に，運動による体温の上昇，カテコールアミンや甲状腺ホルモンの増加による代謝亢進などの要因も含まれていることが明らかにされている。特に高強度の運動では，酸素借を酸素負債が大きく上回ることが知られており，酸素負債とは別に運動後の過剰な酸素摂取量ということでEPOC（excess postexercise oxygen consumption）と呼ばれている。

（4）　無酸素性作業閾値

漸増負荷運動を行う場合，運動強度が増すと有酸素系を主としたATP供給では必要なエネルギーを賄いきれなくなる。そのため，ある強度を境にして無酸素系によるエネルギー供給の割合が一段と高くなる。この移行点を無酸素性作業閾値（AT, anaerobic threshold）という。呼気ガスの変化から判定したATは，換気閾値（VT, ventilatory threshold）といい，血中乳酸の変化から判定した場合は乳酸閾値（LT, lactate threshold）という。また，血中乳酸濃度が4 mmol/Lに達した点をOBLA（onset of blood lactate accumulation）と呼ぶ（図3-10）。

> **word　OBLA**
> 乳酸蓄積開始点のことである。実際の乳酸蓄積開始点は4 mmol/Lとは限らず個人により異なる。

2.　運動トレーニングに対する呼吸機能の慢性適応

（1）　最大酸素摂取量

最大酸素摂取量を増大させる方法として，ロング・スロー・ディスタンス（LSD, long slow distance）のような低強度で長時間行う持久的トレーニングが広く知られている。一方で運動強度が高いほど最大酸素摂取量が大きく改善されることも知られており，できるだけ高強度で可能な限り長く行うトレーニングを実施することで，さらなる最大酸素摂取量の向上が期待できる。

（2）　換気量

一回換気量は持久的トレーニングによって増加する。また，持久的トレーニングにより，同一の絶対的運動強度に対する換気量は低下し，少ない換気量で効率よく運動できるようになる（図3-11）。一方で，肺の大きさや肺活量などの換気機能は，肺自体の大きさが胸郭に制限されているため変化には限界がある。

（3）　ミトコンドリアと骨格筋の酸素利用能

酸素を利用したATPの再合成はミトコンドリアにて行われる。つまり，ミトコンドリア量は体組織，特に運動時における活動筋における酸素利用能力に影響を与える。持久的トレーニングにより，骨格筋内のミトコンドリア量は増加するため，有酸素系の代謝能力が向上する。

（4）　無酸素性作業閾値

持久的トレーニングにより，換気閾値や乳酸閾値などの無酸素性作業閾値がより高い運動強度（絶対的にも相対的にも）で出現するようになることも明らかになっている（図3-11，図3-12）。

> **コラム　ミトコンドリア研究の新展開**
>
> 　ミトコンドリアは酸素を利用した ATP 産生に関わり，生体内のエネルギー代謝の中心であることは広く知られている。研究の進展に伴い，ミトコンドリアの機能が次々と明らかにされ，ミトコンドリア機能の異常が糖尿病，がん，認知症など様々な疾患の発症や進展に深くかかわっていることも認められつつある。また，筋肥大や筋萎縮にもミトコンドリアが関与している可能性が指摘されている。したがって，身体活動・運動による各種疾患の発症・進展の予防はミトコンドリア機能の改善などにより生じている可能性もある。近年では，ミトコンドリアの融合と分裂により形態を制御する「ミトコンドリアダイナミクス」や損傷を受けたミトコンドリアを選択的に除去する機能である「マイトファジー」に着目した研究も展開されている。

参 考 文 献

1) 本郷利憲・廣重力　監修,『標準生理学（第 5 版)』, 医学書院 (2000).

2) 山地啓司・大築立志・田中宏暁　編著,『スポーツ・運動生理学概論』, 明和出版 (2011).

3) 石河利寛,『健康・体力のための運動生理学』, 杏林書院 (2000).

4) Kraemer WJ, Fleck SJ, Deschenes MR, "Exercise Physiology", Lippincott Williams & Wilikins (2012).

5) 春日規克・竹倉宏明　編著,『運動生理学の基礎と発展』, フリースペース (2002).

6) 中野昭一　編,『図説運動の仕組みと応用（普及版)』, 医歯薬出版 (2001).

7) 勝田茂　編著,『入門運動生理学（第 2 版)』, 杏林書院 (2001).

8) 角田聡　編著,『健康・スポーツの生理学』, 健帛社 (1996).

9) 山地啓司,『改定最大酸素摂取量の科学』, 杏林書院 (2001).

10) NHK「サイエンス ZERO」取材班・太田成男　編著,『ミトコンドリアの新常識』, NHK 出版 (2011).

11) Tanaka T, Nishimura A, Nishiyama K, Goto T, Numaga-Tomita T, Nishida M, Mitochondrial dynamics in exercise physiology. *Pflugers Arch.*, 472 : 137-53, 2020.

4章

運動と循環

　生命の維持にとって循環系の役割は重要であり，死因として心疾患や脳血管疾患の割合が多いことからも循環系の異常は死に直結することがわかる。

　4章では最初に循環系の役割や構造，その調節のしくみを理解する。そして運動時における循環機能の変化や運動トレーニングによる循環機能の適応についての理解を深める。

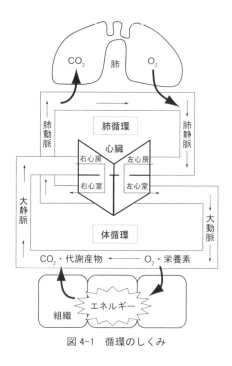

図 4-1　循環のしくみ

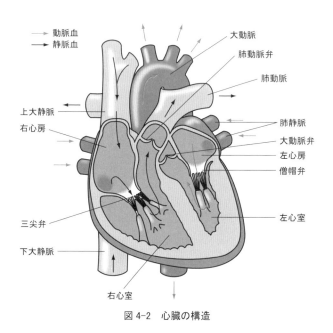

図 4-2　心臓の構造

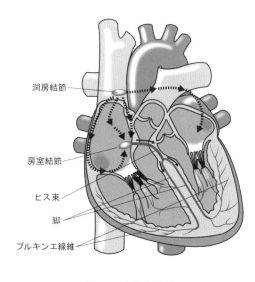

図 4-3　刺激伝導系

4-1　循　　　環

1.　循環の役割

　循環とは，心臓のポンプ作用によって血液が血管内をめぐる働きのことである。循環系は心臓と血管から構成されるため，心臓血管系とも呼ばれる。循環系の基本的な役割は，心臓のポンプ作用によって，血管を通じ血液を全身に循環させ，各組織の活動に必要な酸素や栄養素などを運搬するとともに，末梢組織で産生された代謝産物を除去することである。血液は動脈を通って各組織に行きわたり，静脈を通って心臓へ戻ってくる。

　血液の循環は大きく2つに分けられる。1つは，体循環と呼ばれ心臓から大動脈を介して，各組織に酸素や栄養素などを運び，二酸化炭素や代謝産物を受け取り大静脈から心臓に戻ってくる経路である。もう1つは肺循環と呼ばれ心臓から肺動脈を介して，肺にて酸素を受け取り，二酸化炭素を放出し肺静脈から心臓に戻ってくる経路である（図4-1）。

2.　心臓の構造（図4-2）

　心臓の内部は右心房，右心室，左心房，左心室の4つの部屋に分かれている。右心室は肺循環，左心室は体循環のためのポンプの働きをしている。心室には出入口に弁があり，血液の逆流防止装置として機能している。全身を循環し酸素が少なくなった血液は上下の大静脈を通って右心房に入り，右心室へ送られる。右心室のポンプ作用により送り出された血液は肺動脈を通って肺に到達し，酸素を受け取って左心房に循環する。酸素を豊富に含んだ血液は左心室へと移行し，強力なポンプ作用により全身を循環し，大静脈を介して右心房に戻ってくる。

3.　心臓機能の調節

　心臓は心筋と呼ばれる筋肉からできており，骨格筋と同様に横紋筋に分類される。しかし，骨格筋とは異なり自分の意志で収縮を調節することはできない不随意筋である。

　心臓は自律神経の交感神経と副交感神経の支配を受けている。交感神経は心臓の拍動回数を増やしたり，心筋の収縮力を強くしたりする。一方で副交感神経は拍動回数を減らし，ポンプ作用を抑制する。

　心筋は自律神経系の支配を切り離しても一定のリズムで自動的に拍動（興奮）する性質を備えている。洞房結節がペースメーカーとして興奮すると，心房全体に波状に興奮が伝導して心房が収縮し，心房中隔（心房と心室の境目）付近の房室結節を興奮させる。その後，ヒス束，脚，プルキンエ線維へと順次興奮が伝わり（刺激伝導系），最終的に心筋全体に広がり心室が収縮する（図4-3）。

*1章　運動と骨格筋　参照。

**2章　運動と神経　参照。

表 4-1　安静時・最大運動時の心拍数，一回拍出量，心拍出量

	心拍数 （拍／分）	×	一回拍出量 （mL／拍）	=	心拍出量 （mL／分）
安静時	70		70		4,900
最大運動時	200		125		25,000

日本人 20 歳男性の一般的な例

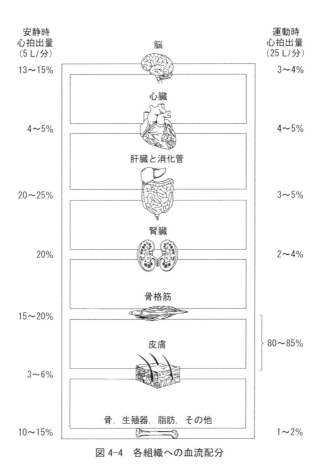

図 4-4　各組織への血流配分

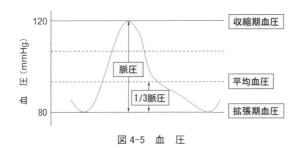

図 4-5　血　圧

4. 心拍数，一回拍出量

心臓は常に拍動しており，1 分間当たりの拍動回数を心拍数（HR，heart rate）という。成人の安静時心拍数は 60〜80 拍/分である。また，一回の拍動あたりに心臓から拍出される血液量のことを一回拍出量（SV，stroke volume）といい，安静時では 60〜80 mL である。1 分間あたりに心臓が送り出す血液量は心拍出量（$\dot{Q}$, cardiac output）と呼ばれ，心拍数と一回拍出量の積で算出される。安静時の心拍出量は約 5 L/分である（表4-1）。

word　**心拍数**
安静時の心拍数が 60 拍/分未満を徐脈，100 拍/分を超える場合を頻脈という。男性より女性のほうが若干高いことが知られている。

5. 血　流

血流とは，血管のある点を単位時間当たりに通過する血液の量である。身体の各組織に必要とされる血流を供給するためには，心拍出量の調整と共に各組織への血流配分を調整する必要がある。安静時には肝臓と消化管，腎臓に対する血流配分が大きく，それぞれ 20〜25％である。脳や骨格筋においてはそれぞれ約 15％である[*]（図 4-4）。

[*]8 章　運動と消化吸収（図 8-7）参照。

6. 血　圧

血圧とは血管内を流れる血液が血管壁を外向きに押す圧力のことである。血圧は左心室が収縮したときに最も高く（収縮期血圧，または最高血圧），拡張したときに最も低くなる（拡張期血圧，または最低血圧）。また，収縮期血圧と拡張期血圧の差を脈圧，平均して動脈に加わる圧力を平均血圧と呼ぶ（図 4-5）。血圧は主に心拍出量と末梢血管抵抗により決定され，神経性あるいは体液性に調節されている。

血圧 ＝ 心拍出量 × 末梢血管抵抗

延髄にある心臓中枢や血管運動中枢は，動脈壁などに存在する圧受容器や化学受容器からの刺激，大脳皮質や視床下部からの刺激を受け，交感神経や副交感神経の活動を変化させ，血圧を神経性に調節している。

腎臓から分泌されるホルモン[*]であるレニンは体液性の血圧調節で重要な役割を持つ。レニンはアンギオテンシン I を生成し，アンギオテンシン I は変換酵素によりアンギオテンシン II に変換される。アンギオテンシン II は強力な血管収縮作用を有し，末梢血管抵抗を増大させ血圧を上昇させる。また，アンギオテンシン II は副腎皮質に作用し，アルドステロンの分泌を増加させる。アルドステロンは腎臓からの Na^+ の再吸収を促進するため，体水分量が増加し血圧が上昇する。この調節系はレニン-アンギオテンシン-アルドステロン系と呼ばれている。また，アドレナリンやノルアドレナリン，バソプレッシン，心房性ナトリウム利尿ペプチドなどのホルモンも心拍出量や末梢血管抵抗を変化させ，体液性に血圧の調節に寄与する。

word　**平均血圧**
平均血圧とは 2 つの血圧の和の半分という意味ではなく，血圧の 1 周期における平均的な圧（時間の要因が加味される）である。したがって大動脈以外の動脈では，拡張期血圧と脈圧の 3 分の 1 の和を平均血圧と定義する。

[*]7 章　運動と内分泌　参照。

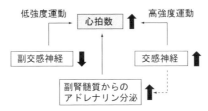

図 4-6　運動に伴う心拍数の調節

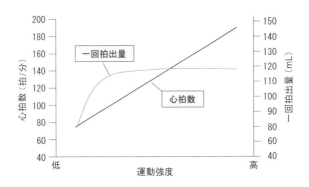

図 4-7　運動に伴う心拍数と一回拍出量の変化

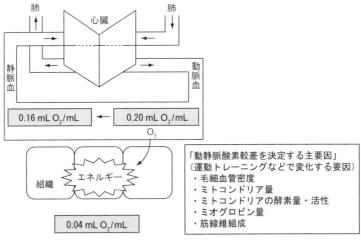

図 4-8　動静脈酸素較差

4-2　運動と循環

1.　運動に対する循環機能の急性応答

運動時には活動筋のエネルギー需要が増えるため，活動筋に選択的に酸素を供給する必要がある。同時に必要な栄養素，各種ホルモンの運搬や代謝産物の除去のためにも循環系は重要な役割を持つ。そのため運動時には，循環系のシステムを神経性・体液性に調節し，心拍数や一回拍出量を増加させ，活動筋へより多くの血液を供給している。

（1）　心拍数

心拍数は運動開始とともに上昇し始め，中等度以下の運動強度であれば数分で定常状態となる。運動による心拍数の増大は主に交感神経と副交感神経の働きにより調節されている。心拍数は，交感神経の働きによって高まり，副交感神経の働きにより低下する。運動強度が低い場合は，副交感神経の働きが抑制されることで，また強度が高い場合は，交感神経の働きが亢進することで，いずれも心拍数を増加させる。また，副腎髄質からのアドレナリンの分泌も心拍数の増加に寄与する（図4-6）。

（2）　一回拍出量

運動時には，筋ポンプ作用が亢進することから，心臓に戻る血液量（静脈還流量）が増え，一回拍出量が増大する（スターリングの心臓の法則）。一回拍出量は中等度強度までの運動では徐々に増加するが，それ以上の高い強度の運動では増加せず，むしろ若干低下することもある（図4-7）。

（3）　心拍出量

心拍出量は，運動強度に比例しながら増大し，最大運動時には5倍（約25 L/分）にもなる。この心拍出量の増大は，中等度の運動までは一回拍出量と心拍数の増加により，それ以上の強度では主に心拍数の増大によってもたらされる（図4-7）。

（4）　フィックの原理

酸素摂取量は以下のように，心拍出量と，動脈と静脈が含む酸素の差である動静脈酸素較差（図4-8）との積で表される。

酸素摂取量 ＝ 心拍出量 × 動静脈酸素較差

心拍出量は一回拍出量と心拍数の積であるため，

酸素摂取量 ＝ 一回拍出量 × 心拍数 × 動静脈酸素較差

と表すこともでき，このような関係はフィックの原理と呼ばれる。

運動時には，エネルギー需要が高まるため酸素摂取量が増大するが，一回拍出量，心拍数の増加に加え，動静脈酸素較差の増大によることがわかる。

---

word　**筋ポンプ作用**
筋の静脈には，心臓方向へ向かう血液が逆流しないように弁（静脈弁）が存在する。静脈壁は薄いため外部の力で容易につぶされる。そのため，運動により筋を収縮させると静脈内の血液は心臓側へ向かい，末梢側には弁の影響で移動しない。つまり，運動中は静脈内の血液は次々と心臓へ送り込まれる。この作用を筋ポンプ作用という。10章　運動と体液　参照。

word　**スターリングの心臓の法則**
心筋は引き伸ばされる程度によって，次に収縮する力（張力）が大きくなる。したがって，拡張期に心室に充満する血液量が増えると，多くの血液を一度に送り出すために心臓の収縮機能が高まる。この性質をスターリングの心臓の法則という。

word　**フィックの原理**
例えば運動時に1回拍出量120 mL，心拍数150拍/分，動静脈酸素較差が0.150 mL O_2/mLであった場合，$120 \times 150 \times 0.150 = 2700$ となり，酸素摂取量は2.7 L/分となる。

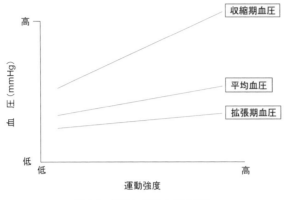

図 4-9　運動に伴う血圧の変化

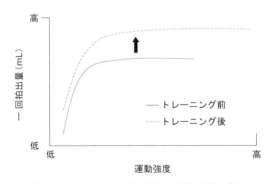

図 4-10　トレーニングに伴う一回拍出量の変化

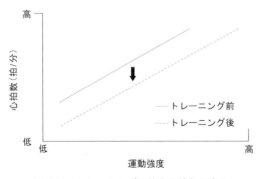

図 4-11　トレーニングに伴う心拍数の変化

（5）　血流配分

　運動時には，各組織への血流配分は大きく変化する。激しい運動時には心拍出量が安静時の 5 倍に増大し，骨格筋と皮膚（主に骨格筋）への血流配分が全体の 80～85 %（相対的割合）にも達する（図 4-4）。また絶対量では，安静時の約 20 倍の血液が骨格筋（活動筋）に流入している。心臓への血流配分は安静時と運動時で約 5 %と差がないが，絶対量では運動時に約 5 倍に増大する。また脳の血流量は安静時でも運動時でも絶対量は大きく変化しない。

（6）　血圧

　運動時には運動強度が高くなるにつれ血圧は直線的に上昇する。これは運動強度に比例して，交感神経の興奮，アドレナリン分泌の促進により，心拍出量が増大するためである。しかし，運動に伴う収縮期血圧の上昇に対して，拡張期血圧の上昇は小さい（図 4-9）。むしろ，ランニングなどの有酸素運動では，拡張期血圧は低下することもある。これは，活動筋において，多くの血液を確保するために血管が拡張し，末梢血管抵抗が低下するためと考えられる。

2.　運動トレーニングに対する循環機能の慢性適応

（1）　心臓

　持久的トレーニングにより心臓の容積は増大し，一回拍出量が増加する（図 4-10）。これはスポーツ心臓と呼ばれ，この変化により安静時の心拍数や同一の絶対的運動強度での心拍数は低下する（図 4-11）。

　持久的トレーニングのみならず，レジスタンストレーニングによってもスポーツ心臓は誘発されるが，形態的な違いが認められる。持久的トレーニングでは主に左心室容積の拡大を伴う心肥大が生じるが，レジスタンストレーニングでは心筋の肥厚のみが現れる。

（2）　動脈

　大動脈とそれに連なる頸動脈などの大型動脈を中心動脈と呼ぶ。トレーニングによる中心動脈の適応については，心臓や毛細血管の適応に比べあまり注目されていなかったが，持久的トレーニングは中心動脈の伸展性を改善することが示唆されている。一方で，レジスタンストレーニングでは，中心動脈の伸展性が低下することが報告されている。

（3）　毛細血管

　持久的トレーニングにより骨格筋の毛細血管数は増加し，毛細血管内腔の拡張が生じる。これらの変化は，活動筋への血液，換言すれば酸素の供給量を増加させることにつながる。また，骨格筋と血管の接触面積が増大することにより，酸素や二酸化炭素の拡散効率が高まる。

---

word　スポーツ心臓
持久的な種目のアスリートでは安静時の一回拍出量が 100～150 mL にもなり，安静時の心拍数が 50 拍/分未満の者もみられる。これらの代償作用によりアスリートの安静時の心拍出量も一般人と大差なく約 5 L/分となる。

word　中心動脈
血液を運搬する導管としての役割のみならず，血圧の急激な上昇や低下を緩衝する役割を有する。中心動脈の伸展性は加齢に伴い低下し，循環器系疾患の発症にも寄与する。

word　毛細血管
動脈と静脈の移行部に存在する非常に細い血管である。末梢組織への酸素運搬や代謝産物の排泄のために重要な役割を有する。

コラム　内皮細胞由来血管調節因子

　従来から循環系の調節は主に神経性因子や体液性因子によりされると考えられてきた。しかし，現在では血管内皮細胞が直接，循環調節因子を産生，放出することが明らかとなっている。その代表的なものとして血管拡張因子である一酸化窒素（NO, nitric oxide）や血管収縮因子であるエンドセリンが挙げられる。他にもプロスタサイクリン，内皮由来過分極因子，トロンボキサン A2 などがある。これら因子の働きにより，局所における血流量や全身的な血圧の調節を行っている。当然，運動時にはこれら因子の分泌状態が変化し，運動時の循環調節に寄与している。また，血管内皮細胞は凝血促進因子であるプラスミノーゲンアクチベーターインヒビター 1（PAI-1）や抗血栓分子であるトロンボモジュリンなどを産生し，生体内の多彩な機能に関わっている。

参 考 文 献

1) 本郷利憲・廣重力　監修，『標準生理学（第 5 版）』，医学書院 (2000).
2) 山地啓司・大築立志・田中宏暁　編著，『スポーツ・運動生理学概論』，明和出版 (2011).
3) 宮村実晴，『身体トレーニング』，真興交易医書出版 (2009).
4) 照井直人　編，『はじめの一歩のイラスト生理学』，羊土社 (2012).
5) 春日規克・竹倉宏明　編著，『運動生理学の基礎と発展』，フリースペース (2002).
6) 中野昭一　編，『図説運動の仕組みと応用（普及版）』，医歯薬出版 (2001).
7) 勝田茂　編著，『入門運動生理学（第 2 版）』，杏林書院 (2001).
8) 角田聡　編著，『健康・スポーツの生理学』，建帛社 (1996).
9) 浅野勝己　編著，『運動生理学概論』，杏林書院 (2002).
10) 中里浩一・岡本孝信・須永美歌子，『1 から学ぶスポーツ生理学』，NAP (2012).

5章

運動と生体エネルギー反応

　我々は生きていくために食事により栄養素を取り入れ，分解・吸収し，これを体内で利用することで必要なエネルギーを獲得している。

　5章では最初に，生物の生命活動を維持する上で不可欠な生体エネルギー反応のしくみと三大栄養素の関わりについて学ぶ。そして，運動時の ATP 供給機構，運動トレーニングによる ATP 供給機構の適応についての理解を深める。

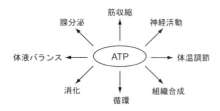

図 5-1　ATP と生命活動

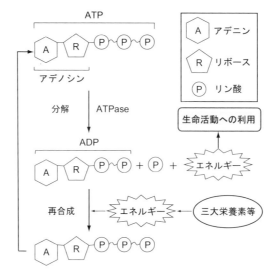

図 5-2　ATP の分解と再合成

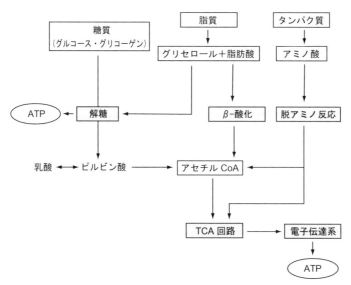

図 5-3　三大栄養素と ATP 供給系

5-1　生体エネルギー反応

1. 生命の源としてのエネルギー

　自動車を動かすためにはエネルギーが必要不可欠であり，それと同様に生物が生命活動を維持するためにもエネルギーが必須である。自動車のエネルギー源はガソリンであり，生命活動ではそれが ATP（adenosine triphosphate，アデノシン三リン酸）である（図 5-1）。つまり，自動車はガソリンがなければ動かないように，生物はこの ATP がなければ生命活動を維持することができない。

　ATP はアデノシンという物質に 3 つのリン酸が結合したものである。このリン酸同士は高いエネルギーを持ち結合している。自動車では，ガソリンを酸素と反応させてエネルギーを生み出し，動力を獲得しているが，生体内では，ATP を ATPase（adenosine triphosphatase，アデノシン三リン酸酵素）の働きにより ADP（adenosine diphosphate，アデノシン二リン酸）とリン酸に分解するときに得られるエネルギーを用いて生命活動を維持している（図 5-2）。

2. 三大栄養素と ATP

　細胞は，常時 ATP を分解し生命活動に必要なエネルギーを得ている。しかし，細胞内に貯蔵されている ATP はわずかであるため，常に ATP を合成する必要がある。ATP 合成の源となるのは，主に食事から摂取する糖質，脂質，タンパク質の三大栄養素である。これらの栄養素を体内で代謝する過程で発生するエネルギーを使って ADP にリン酸を結合させ，再び ATP を供給している（ATP 再合成，図 5-2）。

　通常は主に糖質と脂質を利用し ATP を産生している。タンパク質もエネルギー源になり得るが，長時間の絶食や長時間の運動時のように体内の糖質が枯渇した場合などで，その利用が高まる。

3. ATP 供給システム

　細胞内では，三大栄養素等を解糖系，TCA 回路（tricarboxylic acid cycle，トリカルボン酸回路），電子伝達系といったシステムにて代謝して ATP を供給している。

　グルコースやグリコーゲンなどの糖質からの ATP 供給経路は，主に解糖系 → TCA 回路 → 電子伝達系の 3 段階からなる。脂質（中性脂肪）は，グリセロールと脂肪酸に分解され，解糖系や β-酸化の反応によりアセチル CoA となり，TCA 回路に入り代謝され ATP を産生する。タンパク質は，アミノ酸に分解され，脱アミノ反応によって TCA 回路の中間基質にされたり，あるいはピルビン酸やアセチル CoA などに変換され，最終的に TCA 回路にて代謝される（図 5-3）。

---

word　ATP

「エネルギーの通貨」といわれる。1 分子の ATP（分子量は 507）がリン酸を 1 つ離して生じるエネルギー量は約 7.3 kcal である。身体活動レベルが適度な 18 ～ 29 歳の成人男性の 1 日のエネルギー所要量を 2650 kcal と仮定した場合（日本人の食事摂取基準 2020 年版），必要な ATP は 363 分子となる。重量に換算すると約 184 kg となり体重の 3 倍近い量の ATP を毎日産生，消費している。ATP の 3 つのリン酸の一つが外れて生じる ADP は，さらにもう一つのリン酸が外されて AMP（adenosine monophosphate，アデノシン一リン酸）となる。

word　β-酸化

脂肪酸がミトコンドリア内で酸化を受け，アセチル CoA を生じる反応のことである。

word　アセチル CoA

アセチル補酵素（acetyl-coenzyme A）とも呼ばれる。

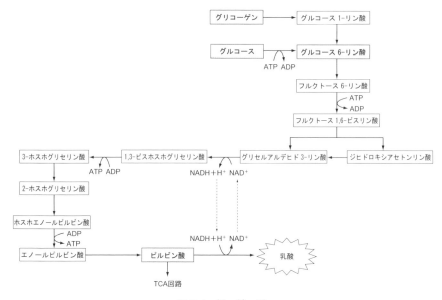

図 5-4   解　糖　系

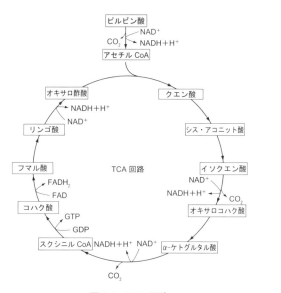

図 5-5   TCA 回路

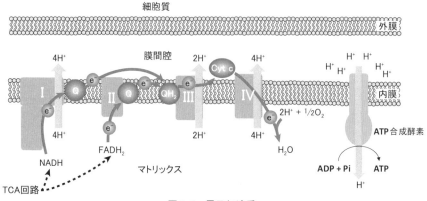

図 5-6   電子伝達系

4．解糖系

　グリコーゲンやグルコースをピルビン酸に分解する過程を解糖といい，反応を進める過程でATPを産生する（図5-4）。1分子のグリコーゲンであれば3分子のATPが合成され，1分子のグルコースであれば2分子のATPが解糖系にて生成される。解糖系は細胞質で酸素を利用せずに反応を進めるため，無酸素系とも呼ばれる。

　ピルビン酸の大部分はTCA回路 → 電子伝達系にて代謝され，さらに多くのATPが生成される。生成されたピルビン酸の一部は乳酸に変換され，この乳酸の産生量は解糖系の反応速度とミトコンドリアにおけるピルビン酸の取り込み速度によって変化する。

5．TCA回路

　糖質，脂質，タンパク質などの代謝産物は，細胞内のミトコンドリアでTCA回路にて代謝される。TCA回路の主な機能は，回路に関する様々な基質から水素原子（およびそれに蓄えられているエネルギー）を除去することである（図5-5）。このTCA回路は，クレブス回路やクエン酸回路と呼ばれることもある。

　解糖系などで生成されたピルビン酸は，酵素の働きにより水素原子が奪われ，二酸化炭素とアセチルCoAに変換される。この過程でNAD$^+$が還元されてNADHとなり，ミトコンドリア内の電子伝達系でATP合成に使用される。アセチルCoAは様々な反応を経てオキサロ酢酸となる。その回路を1巡する際にも多くの水素原子が生成され，NAD$^+$やFADに渡されてNADHとFADH$_2$を生じ，電子伝達系にて利用される。また，1分子のピルビン酸が回路を1巡する間に1分子のGTP（ATPに相当）が生成される。

6．電子伝達系

　電子伝達系によるATP産生のことを酸化的リン酸化という。電子伝達系は，ミトコンドリアの内膜に存在する各種の酵素や電子伝達体（Q, QH$_2$, Cytc）によって，解糖系やTCA回路で産生されたNADHやFADH$_2$から2つの電子を受け取り伝達し，最終的に電子と酸素分子を結合させ，さらにH$^+$と結合して水を生じる経路である。一連の流れの中でミトコンドリアマトリックスと膜間腔に生じたH$^+$濃度勾配を利用してATP合成酵素の働きにより，ADPから多くのATPを産生する（図5-6）。

　例えば1分子のグルコースを代謝する際には，解糖系，TCA回路から得られた水素を利用して，電子伝達系では34分子のATPを産生することができる。また，グルコースを代謝する際には，解糖系とTCA回路でそれぞれ2分子，計4分子のATPも合成されることから，1分子のグルコースが完全に分解されると，合計で38分子のATPが生成される。

　ATP供給速度は緩慢であるが，ATP合成量は非常に多く，加えて糖質だけでなく脂質やタンパク質もエネルギー源となるため，持続的なATP供給が可能となる。

word　**無酸素系**
無酸素系という言葉は誤解を招きやすいが，決して呼吸をしない運動の際に使われる，あるいは細胞内が無酸素状態であるため使われるということではなく，ATP合成反応の際に酸素を必要としないことを意味している。

word　**電子伝達体**
生体内における電子伝達反応を担う化合物の総称で，ユビキノン（Q, 酸化型），ユビキノール（QH$_2$, 還元型），シトクロム c（Cytc）が電子伝達系で利用される。

word　**38分子のATP**
従来，グルコース1分子の代謝により38分子のATPが生成されると考えられてきた。しかし，近年の研究により実際には32分子のATPのみが細胞質に到達することが示唆されている。これはNADHとFADH$_2$により提供されるエネルギーがミトコンドリア膜を超えてATPを輸送するためにも利用されるという証拠が得られているためである。

word　**ATP供給速度**
ATP供給速度と生体内におけるATP，CP，グリコーゲン，脂肪などの貯蔵量から理論的にATPを供給できる時間を計算すると，ATP-CP系は8秒，解糖系は33秒となり，有酸素系はATPを合成する材料がある限り無限にATPの供給が可能となる。

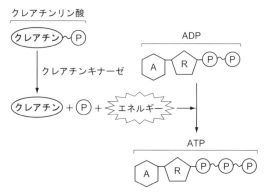

図 5-7　ATP-CP 系

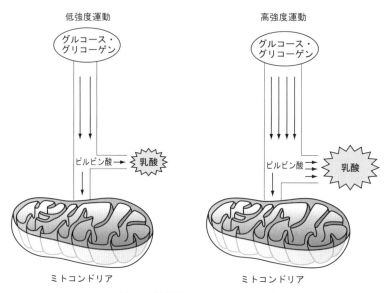

図 5-8　解糖系における乳酸の生成

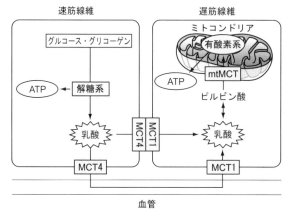

図 5-9　乳酸シャトル

5-2　運動と生体エネルギー反応

1．運動に対する生体エネルギー反応の急性応答

（1）　ATP 供給系

骨格筋内に貯蔵されている ATP 含有量は驚くほど少なく，例えばダッシュやジャンプなどの高強度運動では数秒しか継続できない。そこで，運動を継続するためには，骨格筋の中で ATP を供給し続ける必要がある。骨格筋での ATP の供給は次の 3 つの仕組みによって行われている。

①　ATP-CP 系（ATP-PCr 系）

骨格筋内には ATP 以外にクレアチンリン酸（CP, creatine phosphate または PCr, phosphocreatine）と呼ばれる高エネルギーリン酸化合物を貯蔵している。CP がクレアチンとリン酸に分解される際に発生するエネルギーを利用し，分解の際に生じたリン酸を ADP に結合させ，ただちに ATP を再合成できる（図 5-7）。したがって ATP-CP 系は，3 つの系の中で最も短い時間で ATP を供給でき，瞬発的な運動時の主要なエネルギー供給機構となる。しかし CP の貯蔵量にも限りがあるため，この機構が最大限に動員されても理論的には 10 秒程度で枯渇する。

ATP-CP 系は次に示す解糖系と共に酸素を必要とせずに ATP を供給できるため，無酸素系（無酸素性エネルギー供給機構）に分類される。また乳酸の生成が起こらないため非乳酸系と呼ばれることもある。

②　解糖系

解糖系では，糖を分解する過程で一部が乳酸に代謝されることから，乳酸系と呼ぶこともある。ATP 供給速度は ATP-CP 系より劣るが，ATP 供給持続時間は長くなる。低強度の運動では，ピルビン酸の生成速度が緩やかであるため，ピルビン酸はミトコンドリアに取り込まれ，次に示す有酸素系でさらに代謝が進む。そのため，乳酸の生成量はわずかである。しかし，高強度の運動時では，糖の分解速度が有酸素系におけるピルビン酸の処理速度を大きく上回るため，結果として乳酸が大量に生成される（図 5-8）。

乳酸生成の亢進やそれに伴う水素イオン（H^+，プロトン）の増加は骨格筋内の酸性化（アシドーシス）をもたらし，骨格筋の収縮に悪影響となる可能性がある。そのため，乳酸は古くから疲労の原因物質であると認識されてきた。しかし，モノカルボン酸トランスポーター（MCT, monocarboxylate transporter）の働きにより，速筋線維で生成された乳酸は放出され，遅筋線維や心臓に取り込まれ，ミトコンドリアにてエネルギー源として有効利用されていることもわかっている。この機構は乳酸シャトルと呼ばれている（図 5-9）。

---

word　MCT

乳酸やピルビン酸などを輸送する物質である。MCT の中でも運動時に産生される乳酸の移動は，特に MCT1 と MCT4 により調節されていると考えられている。MCT1 は，遅筋線維に多く含まれ乳酸を取り込む働きを行い，MCT4 は速筋線維に多く含まれ骨格筋内から血液中に乳酸を放出する働きを持つ。

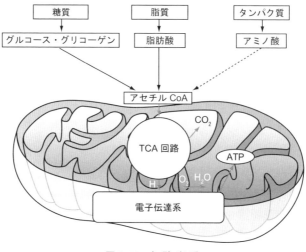

図 5-10　有 酸 素 系

表 5-1　ATP 供給系の特性

	ATP-CP 系	解糖系	有酸素系
酸素	不要	不要	必要
エネルギー源	CP	糖質	糖質，脂質，タンパク質
ATP 供給速度	非常に速い	速い	遅い
中心的に稼動する運動のタイプ	瞬発的運動	数分間の高強度運動	数分間以上継続可能な運動

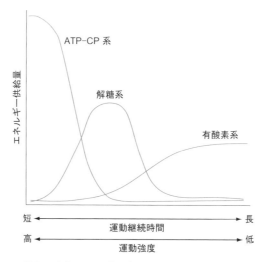

図 5-11　運動の強度，および継続時間とエネルギー供給系の貢献度

③　有酸素系（酸化系）

TCA回路とそれに続く電子伝達系は酸素を用いてATPを産生するため有酸素系（有酸素性エネルギー供給機構）と呼ばれている。有酸素系でのATP供給速度は3つの系の中では最も遅いが，長時間継続して遂行する低強度の運動時の主要なATP供給系となる（図5-10）。

エネルギー代謝の観点から厳密に運動を分類することは難しいが，この有酸素系から産生されたATPを主に利用して行う運動を有酸素運動（エアロビクス，aerobics）と呼び，ATP-CP系や解糖系といった無酸素系から産生されたATPを主に利用して行う運動を無酸素運動（アネロビクス，anaerobics）という。

（2）　運動の強度と継続時間

運動の強度と継続時間は相互に関連し，強度の高い運動は継続できる時間は短く，逆に運動強度の低い運動では継続できる時間は長いという関係にある。高強度の運動時には，瞬時に多くのATPが必要となるため，有酸素系によるATP合成のみでは間に合わない。したがって，ATPの供給速度が速いATP-CP系や解糖系が主なATP供給系となる（表5-1）。しかし，それぞれのATP供給系が単独で，ある運動の全エネルギーを供給することはない。例えば全力疾走の場合，ATP供給速度が速いATP-CP系が主なATP供給系となるが，このような運動であっても解糖系や有酸素系によって合成されたATPも利用している。つまり，どのようなタイプの運動でも，全てのATP供給機構が異なる比率で運動に伴うエネルギー需要の高まりに対応している（図5-11）。

2．運動トレーニングに対する生体エネルギー反応の慢性適応

レジスタンストレーニングやスプリントトレーニングにより，安静時骨格筋中ATPやCP濃度，CPの分解を担う主要な酵素であるクレアチンキナーゼ活性は増加する，あるいは変化しないとする報告があり，結果は一致していない。一方で，解糖系の律速酵素であるホスホフルクトキナーゼ（PFK, phosphofructokinase）活性はスプリントトレーニングにより高まることが示されている。

持久的トレーニングは，骨格筋におけるミトコンドリア量や毛細血管密度の増加，酸化酵素活性の亢進などをもたらす。これらの変化により，有酸素系におけるATP供給能力が高まり，有酸素性の運動能力が向上する。そして，PGC-1α（peroxisome proliferator-activated receptor-γ coactivator-1α）と呼ばれる因子が，トレーニングによるミトコンドリア容量の増加や毛細血管新生に深く関わることが示唆されている。

> **word　PFK**
> 解糖系の反応速度を決める酵素（律速酵素）である。PFK活性は，細胞内のADP濃度などが高くなるとその活性が高まる。一方で，水素イオンの増加により活性が低下する。

コラム　運動効果を調節するシグナルとしての乳酸

　かつて乳酸は運動の継続を阻害する「疲労物質」として認識されていたが，骨格筋や脳におけるエネルギー基質としての役割も明らかにされ，スポーツ科学の世界ではそのイメージが払拭されている。現在では，運動時に産生される乳酸が「乳酸シグナル」として作用し，骨格筋における遺伝子発現を高めることも明らかにされている。具体的には，乳酸の細胞内あるいはミトコンドリア内への取り込みに機能するMCT1遺伝子発現を増加させる。また，MCT1増加に加えて，ミトコンドリアバイオジェネシスを制御していると考えられるPGC-1αの発現が乳酸により高まることが示されている。さらには，脳グリコーゲン由来の乳酸が，神経の成長を介し学習や長期記憶形成などに関わることも示唆されている。

参 考 文 献

1)　前野正夫・磯川桂太郎，『はじめの一歩のイラスト生化学・分子生物学』，羊土社（2002）.

2)　小田切陽一・飯島純夫・小山勝弘・石原逸子，『新版　生活健康科学』，三共出版（2012）.

3)　Kraemer WJ, Fleck SJ, Deschenes MR, "Exercise Physiology", Lippincott Williams & Wilikins（2012）.

4)　ジェイ・ホフマン（福林徹　監訳），『スポーツ生理学からみたスポーツトレーニング』，大修館書店（2011）.

5)　勝田茂　編著，『運動生理学20講（第2版）』，朝倉書店（2000）.

6)　八田秀雄，『乳酸をどう活かすか』，杏林書院（2008）.

7)　Brooks GA, Cell-cell and intracellular lactate shuttles. *J. Physiol.*, 587 : 5591-600, 2009.

8)　Lira VA, Benton CR, Yan Z, Bonen A, PGC-1α regulation by exercise training and its influences on muscle function and insulin sensitivity. *Am. J. Physiol. Endocrinol. Metab.*, 299 : E145-61, 2010.

9)　Hashimoto T, Hussien R, Oommen S, Gohil K, Brooks GA, Lactate sensitive transcription factor network in L6 cells: activation of MCT1 and mitochondrial biogenesis. *FASEB J.*, 21 : 2602-12, 2007.

10)　内藤久士・柳谷登志雄・小林裕幸・髙澤祐治　監訳，『パワーズ運動生理学』，メディカル・サイエンス・インターナショナル（2020）.

6 章

運動と体温

　恒温動物はどのような環境温の下でも一定範囲に体温を維持し続け，円滑に生命活動を続けている。これは環境温の変化に合わせて体温が変動し，行動が制限される変温動物から大きく進化した姿である。

　6 章では人の体温調節の仕組みの基礎を理解し，運動時の体温調節機能の特徴，さらには運動トレーニングが体温調節機能に及ぼす適応現象について学ぶ。

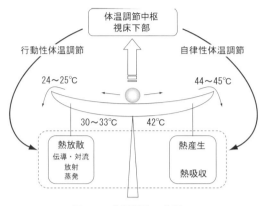

図 6-1　体温調節の仕組み

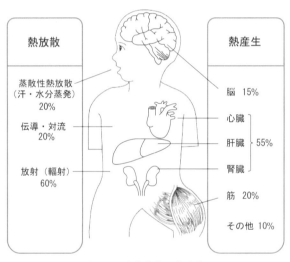

図 6-2　安静状態の熱出納

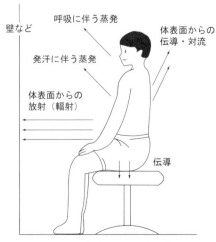

図 6-3　体表面からの熱放散

6-1　体　　　温

1.　熱産生と熱放散

人間は恒温動物であり，常に体温を一定に保つための仕組みを有している。これは体内の物質代謝を制御する酵素の働きを安定化するために重要である。体温を一定に保つには，熱の出納バランスを制御し，熱産生と熱放散が等しい状態を維持しなければならない（図 6-1）。

（1）　熱産生

細胞は糖質（炭水化物），脂質，タンパク質といった熱量素を燃焼して活動しているため，細胞が働くと熱が生まれる。安静状態の産熱は，内臓（肝臓，腎臓，心臓など）で約 55%，骨格筋で約 20%，脳で約 15% を占める（図 6-2）。熱産生は以下のような場合に増大する。

①　身体活動　　骨格筋を使う活動によって熱が生まれる。通常の活動を行う場合，一日の熱産生量の約 60% が骨格筋に由来する。

②　特異動的作用　　食事誘発性熱産生とも呼ばれ，食物摂取後に肝臓などの消化器官の働きが活発になると体温が上昇する。

③　ふるえ　　寒い環境に曝されると不随意的に骨格筋が震える。身体活動と同じように，筋の収縮が起きるため熱が発生する。

④　各種ホルモン作用　　ノルアドレナリンや甲状腺ホルモンは細胞の働きを高めて熱産生量を増大させる。

⑤　褐色脂肪細胞による作用　　量的には少ないが，交感神経の刺激によって褐色脂肪細胞内で脂肪が分解・燃焼して熱を生み出す。

この他にも体温を上昇させる要因として熱吸収があるが，これは皮膚温よりも外気温が高い特殊な状況で起こる現象で，例外的である。

（2）　熱放散

体内から熱を逃がす熱放散は，以下の 2 つに大別される（図 6-3）。

①　非蒸散性熱放散　　通常は皮膚温が外気温よりも高いため，血液によって体表面に運ばれた熱は，体に接する物体や空気・水などの流体に伝えられる（伝導，対流）。暖められた空気は上方に移動し，皮膚表面に空気の流れを作り熱放散が促進される。また，体表面からは赤外線として熱が周囲に放射（輻射）されている。これらの作用は，皮膚血管を収縮・拡張させて皮膚血流量を変化させることで調節される。

②　蒸散性熱放散　　手掌，足底を除くエクリン腺から分泌される汗の蒸発，または呼気や皮膚表面からの水分蒸発（快適環境でも一日 900 mL 程度）によって，気化熱として熱が奪われる。外気温が体温よりも高い場合に，熱放散を増強する唯一の経路となる。

---

word　酵素

生体内では合成や分解などの化学反応が数多く行われ，それを促進する物質。酵素はタンパク質を主成分に作られた生体触媒である。

word　食事誘発性熱産生

特異動的作用ともいう。食後に観察されるエネルギー消費量の増大現象を指し，体温を上昇させる。通常の食事では総摂取カロリーの約 10% が熱となって消費される。特にタンパク質を摂取した場合に大きく反応し，摂取カロリーの約 30% に相当する熱が発生する。1 日の総エネルギー消費量の約 10% を占める。

word　褐色脂肪細胞

脱共役タンパク質-1（UCP-1, uncoupling protein-1）を有するミトコンドリアを豊富に発現する脂肪で，褐色を呈する。UCP-1 の働きで ATP の生成を伴わずに，中性脂肪を分解・燃焼して，熱産生を行う。成長に伴い退縮するが成人でも一定量存在し，太りやすさなどの体質を決める一因と考えられている。

word　放射（輻射）

電磁波（赤外線）としての熱の流れで，温度の高い物体から低い物体に向かって，空気の温度にほとんど影響されずに直接作用する。例えば，人と対象物との間に暖かい空気があっても，冷たい壁，床，天井に皮膚から熱を直接放射している。また放射体の温度が皮膚温より高ければ，逆に熱は生体内に吸収される（熱吸収）。冷たい空気の雪上にいても，太陽光を浴びると体表面が暖かく感じるのはそのためである。

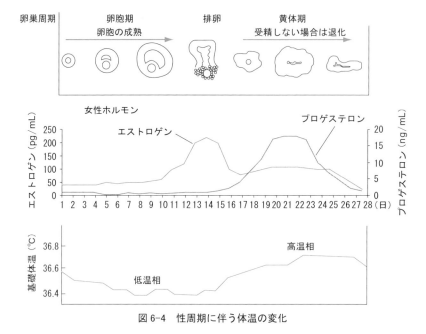

図 6-4　性周期に伴う体温の変化

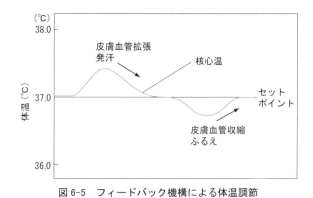

図 6-5　フィードバック機構による体温調節

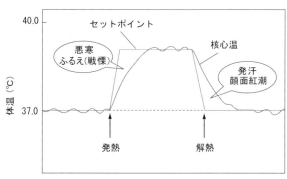

図 6-6　発熱と解熱

快適環境温下の安静時の熱放散は，放射が約 60%，残りを伝導・対流（20%）と蒸散性熱放散（20%）が占めているとされる（図 6-2）。

2. 体温と体温の変動

体温は測定部位によって異なる。体温の正式な定義は体の中心部の温度，核心温であり，直腸温などで評価される。腋窩温は日常的な測定で頻用されるが，核心温よりも 0.4〜0.7℃低い（日本人の平均で 36.6℃）。皮膚などの末梢部では外気温の影響を受けやすく，外気温が 20℃の時，手掌で 28℃以下となる。体温は朝低く，夕方に最高となる日内変動を示す（通常変動幅は 1℃程度）。また女性では，性周期に伴って変動することも知られている（図 6-4）。これは女性ホルモンであるプロゲステロンが，体温調節中枢に作用して体温を上げるためである。この他，年齢，性別など多くの要因によって，体温には個体差が存在する。

3. 体温調節中枢

皮膚をはじめ全身に分布する温度受容器で感知された温度情報は，脳の視床下部にある体温調節中枢に送られる。ここであらかじめ設定された基準値（セットポイント）と照合して差がある場合，それを補正するための指令が出される（フィードバック機構，図 6-5）。

（1）行動性体温調節

快適な温度の場所に移動したり，衣服の着脱やエアコン等の設定温度を変えたりして，行動によって体温変動を防ごうとする調節を指す。

（2）自律性体温調節

行動性体温調節で体温をセットポイントに合わせられない時，体温調節中枢の指令に従い，神経系や内分泌系による自律性体温調節が働く。

① 体温上昇時　主に四肢の皮膚血管が拡張して血流量を増やし，熱放散を増大させる。また，汗腺が刺激され発汗も助長される。

② 体温低下時　皮膚血管が収縮して熱放散を最小限に抑える。骨格筋のふるえや甲状腺ホルモンによる代謝亢進作用で産熱を促す。

4. 発熱と解熱

ウイルスや細菌などの病原微生物，またはその成分等である外因性発熱物質が体内に侵入すると，続いて白血球がそれらを攻撃して内因性発熱物質を産生する。発熱物質はプロスタグランジン E_2 を介して体温調節中枢のセットポイントを上昇させる（図 6-6）。その結果，体温が相対的に低い状態となって寒気を感じ（悪寒），体温を上げるための産熱反応（皮膚血管収縮，ふるえ＝戦慄）が生じて発熱する。反対に，発熱物質の減少や解熱剤の使用はセットポイントを下げることになり，放熱反応（皮膚血管拡張，発汗）が促されて解熱する。

---

word　蒸散性熱放散

水分の蒸発によって気化熱が奪われ，1 mL の汗が蒸発すると約 0.586 kcal の熱が皮膚表面から放散される（気化する温度が 20℃，1 気圧の場合）。人体の比熱は 0.83 kcal/℃（人体 1 kg の体温を 1℃上げるのに必要な熱量）のため，例えば体重 70 kg の人では，58.1 kcal で体温が 1℃上昇する。もしこの人が 100 mL の汗をかいて気化させた場合，58.6 kcal の気化熱が奪われるため，体温が 1℃上昇するのを防ぐ効果がある。

word　温度受容器

温受容器と冷受容器がある。皮膚や粘膜だけでなく，脳や内臓，骨などに全身に存在すると考えられており，体温の変化を鋭敏にモニターして，体温調節中枢へその情報を伝達している。

word　セットポイント

体温調節中枢が定めている一定の体温のことで，温度受容器からの情報（実際の体温）と比較照合が行われる際の基準値。

word　フィードバック機構

体温がセットポイントとずれた後に，それを修正するための機構。しかし，寒い部屋に入った瞬間にふるえが起きるなど，体温調節にはフィードフォワード機構も存在する。

word　発熱物質

内因性発熱物質はサイトカイン（インターロイキン 1，腫瘍壊死因子，インターフェロンなど）と呼ばれる生理活性物質を作り，血液脳関門でプロスタグランジン E_2 合成を促進して，体温調節中枢に働きかける。非ステロイド性抗炎症薬（インドメタシンなど）はプロスタグランジン E_2 合成を阻害して解熱作用を発揮し，さらに発痛物質（ブラジキニン）の働きを弱めるため，鎮痛作用をも併せ持つ。しかし発熱は病原菌の増殖を抑え，白血球の機能を上げることから防衛反応の一種と考えられ，軽度の発熱では解熱剤の投与は推奨されない。

表 6-1　安静時と運動時の熱放散

熱放散	安静時		運動時	
	%	kcal／分	%	kcal／分
伝導・対流	20	0.3	15	2.2
放射	60	0.9	5	0.8
蒸発（発汗）	20	0.3	80	12.0

※安静時：約 1.5 kcal／分の熱産生
※運動時：約 15.0 kcal／分の熱産生（70% $\dot{V}O_2$ max 相当強度）

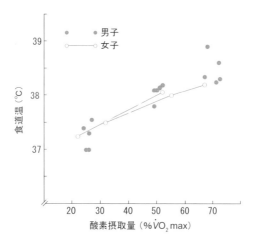

図 6-7　相対的運動強度と深部体温の関係
（Saltin, *et al.*, 1966 より引用改変）

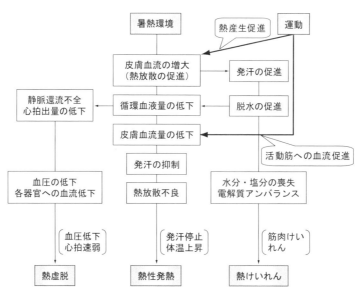

図 6-8　暑熱環境下の運動による熱中症の発現機序

6-2　運動と体温

1.　運動時の体温調節反応

　運動時は骨格筋の収縮による熱産生が亢進し，最大運動時には安静時の約20倍にも達する。運動に伴って体温が上昇すると，熱放散反応を促進するために皮膚血管拡張による皮膚血流量の増大や発汗が生じる。運動時の熱放散で最も大きな貢献をするのは発汗である（表6-1）。

　しかし運動が長時間に及んだり，さらに強度が上がったりすると，活動筋のエネルギー需要の亢進に応えるため，全身の血液が優先的に活動筋へ送られる（血流再配分）。その結果，皮膚血流量が低下し，熱放散効率が低下する危険性が生じる。つまり運動時には活動筋と皮膚との間で「血液の奪い合い」（生理的競合）をしつつ，熱産生の増大と熱放散の抑制という厳しい条件下で体温調節が行われる。運動による体温上昇度は運動強度の影響を受け，個人差も大きいが，相対的運動強度で評価すると性差や個人差は認められない（図6-7）。

2.　運動に対する体温調節機能の急性応答

（1）　暑熱環境下の運動

　暑熱曝露の影響に加え，骨格筋の収縮による熱産生が生じる。暑熱環境では伝導，対流，輻射などの非蒸散性熱放散の効率が著しく低下するため，発汗による熱放散，体温維持機構が非常に重要となる。以下のような理由で，暑熱環境下での運動時には体温調節機能の破綻（熱中症）や運動機能の低下が発生しやすい（図6-8）。

① 　発汗量の増大が循環血液量の低下，脱水を助長する。
② 　発汗を促進し続けるために，大量の皮膚血流量が求められる一方で，活動中の骨格筋は絶えず多くの血液を求め続ける（血流再配分）。
③ 　脱水により1回拍出量の低下と心拍数の増加が起こり，さらに血液粘稠度が増すことで循環動態が悪化し，酸素運搬能が低下する。

　したがって暑熱環境下の運動では，適切な水分と電解質，特に Na^+ の補給が極めて重要となる[*]。

（2）　寒冷環境下の運動

　安静状態で寒冷曝露すると，皮膚血管が収縮し皮膚血流量が低下する。核心温の低下が生じる際には，ふるえ熱産生と共に，交感神経やホルモンの活性化による熱産生（非ふるえ熱産生）を使って体温調節が行われる。一方，運動時には骨格筋による熱産生が高まるため，深部体温は低下することなく上昇し，その上昇度はほぼ運動強度に比例する。

---

word　血流再配分
運動時には多くの血液が活動筋に流れ込み，激しい運動時には全循環血液量の80％にも及ぶ。他の部位では反対に，血管収縮によって供給される血液量（絶対量）が安静時よりも減少する場合もある。脳の血流は不変とされるが，肝臓や腎臓などの血流は，激しい運動では安静時の20～30％程度にまで低下すると考えられる。
8章　運動と消化・吸収　参照。

word　相対的運動強度
運動強度の表し方には絶対強度と相対強度がある。前者は個人の体力レベルを考慮せずに決めるもので，例えば「分速100ｍでの走行」という強度は，高齢者でもスポーツマンでも，誰にとっても物理的に同じ速さとなる。これに対し後者は体力レベルを考慮し，最大能力の何％の強度になるかを定める方法である。最大「分速240ｍ」で走ることができる人にとって，「分速60ｍでの走行」は25％の強度となるが，「分速120ｍ」が最大速度の人にとっては50％の強度であり，個人間で行う運動の意味が異なってくる。

[*]10章　運動と体液　参照。

word　非ふるえ熱産生
熱産生の手段としてふるえ熱産生があるが，骨格筋のふるえを伴わずに熱を産生すること。主に褐色脂肪細胞やホルモンによる熱産生を指す。

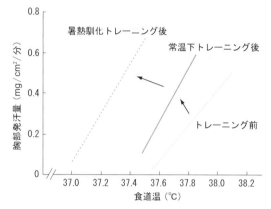

図 6-9   常温下トレーニングと暑熱馴化トレーニングによる発汗機能の改善効果
(Roberts, *et al.*, 1977 より引用改変)

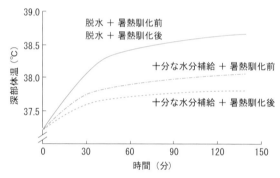

図 6-10   長時間運動中の深部体温の変化と脱水状態の関係
(Sawka, *et al.*, 2000 より引用改変)

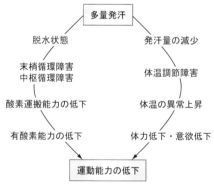

図 6-11   多量発汗による運動能力の低下

3．運動トレーニングに対する体温調節機能の慢性適応

（1）　暑熱環境下の運動トレーニング

　暑熱曝露そのものは，発汗閾値（発汗が始まる体温）を低下させ，発汗の感受性（深部体温の上昇に対する発汗量の増大率）を高める。また汗腺の導管における Na^+ 再吸収を促進して汗中の塩分濃度を減少させる。いずれも暑熱馴化の様態と考えられる。これらの適応現象は，継続的な運動によっても同様に観察される。恐らく運動は熱産生を高めて，生体に対して暑熱負荷を与えるという点で，暑熱曝露と共通の効果を発揮するものと解釈される。

　さらに暑熱曝露と運動の相乗効果が，体温調節機能，特に発汗機能に及ぼされる。暑熱環境下でのトレーニングによって，皮膚血管拡張が起こる深部体温閾値が低下し，同一核心温（食道温）時の皮膚血流量や発汗量が，より顕著に増大することが知られている（図6-9）。

（2）　寒冷環境下の運動トレーニング

　寒冷曝露やトレーニングの単独効果は広く検討されている。慢性的な寒冷曝露は，皮膚血管収縮の増強による皮膚温低下や皮下脂肪の蓄積をもたらす。また交感神経，および甲状腺ホルモンの分泌亢進により，非ふるえ熱産生を助長する。つまり熱産生を促進しつつ，断熱性を高めて熱放散を抑制する適応である。一方，トレーニングも交感神経活動亢進により皮膚血管の収縮性を増強し，骨格筋量増大に伴うふるえ，および非ふるえ熱産生を促進する。これらの耐寒性向上が寒冷環境でのトレーニングによって相乗的に促進されるかは未だ十分に検討されていない。

4．運動中の体温に影響を及ぼすその他の要因

　環境条件として，第一に気温が想起されるが，それ以外で運動中の体温に影響する因子には，以下のようなものがある。

① 　風，湿度，および日光　　風や低湿度は汗の蒸発効率を上げ有効発汗を増やす。直射日光は輻射によって生体に熱を吸収させる。帽子の着用など，日光を遮断して脳温を上昇させない工夫が大切。

② 　運動形態　　水の熱伝導率は空気の約25倍大きく，水中運動では熱放散が効率良く行われ，陸上運動よりも体温が上昇しにくい。

③ 　運動場所　　夏季の屋内競技では気温と湿度が上がりやすく，さらに対流（風）も起こりにくいため熱放散反応が悪い。

④ 　水分補給　　多量の発汗に伴う脱水に対して，適切な水分や Na^+ 補給を怠ると，循環動態が悪化して体温調節が不調となり，運動能力も低下する（図6-10，図6-11）。

⑤ 　服　装　　身体露出面が少ないウエアでは衣服下気候を悪化させ熱放散を阻害する。

word　Na^+ 再吸収

汗腺から水と Na^+ が分泌された後，導管部分で再吸収が行われ，汗中の Na^+ 濃度を下げて，Na^+ の節約を行う仕組み。汗中塩分濃度の低下は血漿浸透圧上昇を招くことから，仮に水分補給がなされない場合でも，細胞内からの細胞外への水分移動により血液量の損失を最小限に抑えるような調節を導く。さらにこのようなトレーニングを継続すると，血漿浸透圧上昇に伴う熱放散反応抑制応答が減弱するとされており，暑熱下で活動するためのヒトの適応能は極めて高く，確実にパフォーマンスを向上させると推測される。

word　有効発汗

発汗した汗が皮膚の表面で蒸発し，気化熱を奪うことで皮膚表面温度を下げる熱放散作用を持った発汗を指す。運動中の有効発汗を増やすには，小まめに汗をぬぐったり，皮膚を大きく露出するウエアを着用したりすると良い。

コラム　発汗機能を高めるにはエアコンは不要？

　人の体温調節に関わる汗腺はエクリン腺と呼ばれ，200〜500万個ある
といわれている。しかしこれらの全てが汗腺として働くわけではなく，乳
幼児期（およそ2〜3歳の頃）を暑熱環境で過ごすと発汗機能を有する汗
腺（活動汗腺）となるらしい。熱帯地域で生まれ育ち，その後日本で生活
する人と，日本で生まれ育ち，その後熱帯地域で生活する人とを比較する
と，汗腺の数が前者で圧倒的に多いことが知られている。発汗機能の発達
には適時性があるのである。幼少の頃にエアコンを効かせた快適環境でぬ
くぬく育つと，将来，発汗機能が劣る，夏場に弱い，さらには運動能力も
低い人間になってしまうのかもしれない。

参 考 文 献

1）　角田聡　編著，『健康・スポーツの生理学』，建帛社（2006）.

2）　勝田茂　編，『入門運動生理学』，杏林書院（2008）.

3）　坂井建雄・岡田隆夫，『解剖生理学』，医学書院（2012）.

4）　Wynsberghe DV, Noback CR, Carola R, *"Human Anatomy and Physiology"*,
McGraw-Hill（1995）.

5）　池上晴夫，『スポーツ医学II』，朝倉書店（2000）.

6）　McArdle WD, Katch FI, Katch VL, *"Essentials of Exercise Physiology"*,
Lippincott Williams & Wilkins（2000）.

7）　小田切陽一・飯島純夫・小山勝弘・石原逸子，『新版生活健康科学』，三
共出版（2012）.

8）　Saltin B, Hermansen L, Esophageal, rectal, and muscle temperature during, *J.
Appl. Physiol.*, 21 : 1757-62, 1966.

9）　Roberts MF, Wenger CB, Stolwiik JA, Nadel ER, Skin blood flow and sweating
changes following exercise training and heat acclimation. *J. Appl. Physiol.*, 43 :
133-7, 1977.

10）　Sawka MN, Montain SJ, Fluid and electrolyte supplementation for exercise
heat stress. *Am. J. Clin. Nutr.*, 72 : 564S-72S, 2000.

7章

運動と内分泌

　生体内外の環境変化に応じて，諸臓器の活動状態はダイナミックに変動する。そのためには細胞間で的確な情報伝達が行われ，それぞれが協調的に働く必要がある。細胞の働きを調節する主役は，自律神経と内分泌腺から分泌されるホルモンである。

　7章では，生体内のホルモンの分泌部位や標的器官，さらにはその作用と作用の発現機序について学ぶ。また運動時のホルモン動態や，運動トレーニングがもたらすホルモン分泌への適応現象などについても理解を深める。

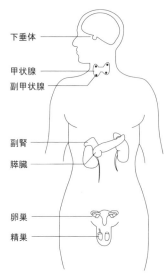

図 7-1　主な内分泌腺

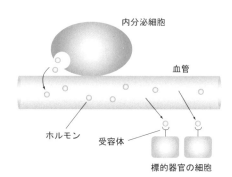

図 7-2　内分泌におけるホルモンと標的細胞

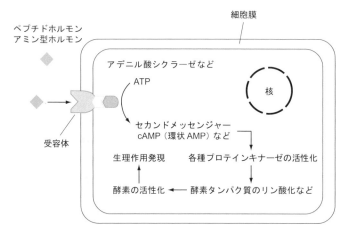

図 7-3　水溶性ホルモンの作用機序

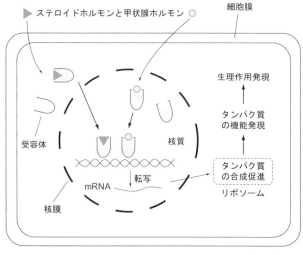

図 7-4　脂溶性ホルモンの作用機序

7-1　内 分 泌

1．内分泌腺

分泌とは物質を合成して放出することを指し，分泌を行う器官を腺と呼ぶ。内分泌腺はホルモンを産生して血液に向かって分泌しており，放出されたホルモンは血流を介して全身に運ばれて作用を発揮する。

主な内分泌腺として，視床下部，下垂体，甲状腺，副甲状腺（上皮小体），副腎，膵臓，卵巣，胎盤，精巣などがある（図7-1）。

2．ホルモンと標的細胞

(1)　標的細胞と受容体

ホルモンは血液中に分泌されて希釈され，非常に低濃度で効果を発揮し，全身のどの部位でも濃度は一定である。したがって全ての細胞が一様に，ホルモンに接触して反応する条件が整っている。しかし実際には，特定の細胞のみがホルモンのメッセージに反応する。この細胞を標的細胞（標的細胞が多く存在する器官を標的器官）と呼び，あるホルモンにのみ結合することができる特定の受容体を有している（図7-2）。

(2)　ホルモンの化学構造

ホルモンの化学構造は大きく3つに分類される。

① ペプチドホルモン　アミノ酸がつながったポリペプチドから作られるホルモンで，インスリンや成長ホルモンなどがある。

② アミン型ホルモン　アミノ基（NH_2）を持つホルモンであり，アドレナリン，ノルアドレナリン，甲状腺ホルモンなどがある。

③ ステロイドホルモン　ステロイド核を持ち，コレステロールから合成され，副腎皮質や性腺から分泌されるホルモンが相当する。

3．ホルモンの作用機序

ホルモンの標的細胞との結合，およびそれに基づく細胞の応答機序は，ホルモンが水溶性か脂溶性かで異なる。

① 水溶性ホルモン　ペプチドホルモンと甲状腺ホルモン以外のアミン型ホルモンは，細胞膜上にある膜貫通型の受容体と結合する。その後，細胞内でセカンドメッセンジャーが酵素タンパク質の修飾を行い，酵素活性を調節する。この場合，遺伝子発現を伴わず，作用発現が早い（図7-3）。

② 脂溶性ホルモン　ステロイドホルモンと甲状腺ホルモンは小型で細胞膜を通過できるため，細胞質，あるいは核内の受容体に直接結合する。続いて遺伝子に作用して，目的とする酵素タンパク質の合成を調節し細胞機能を変化させる。作用発現までの時間が長く，効果は持続的である（図7-4）。

---

word　内分泌腺

内分泌腺を構成し，実際にホルモンを合成・分泌する細胞を内分泌細胞という。内分泌細胞は心臓や胃腸，腎臓などにも一部存在し，そこから分泌される物質も広義のホルモンとなる。これに対し，体表や外界につながる臓器の内腔に分泌する腺を外分泌腺と呼び，唾液腺や膵臓などがある。

word　受容体

ホルモンや神経伝達物質と結合するタンパク質。特定のホルモンが特定の受容体に結合して，そのホルモンの作用が発揮される。そのため，ホルモン作用が阻害されるケースとして，ホルモンの分泌不全と，受容体の機能不全（あるいは完全欠損）とがある。

word　ポリペプチド

ペプチドとはアミノ酸がつながってできた分子。つながるアミノ酸の数によって，ジペプチド（2個），トリペプチド（3個），オリゴペプチド（10個以下），ポリペプチド（11個以上），タンパク質（51個以上）などと呼ばれることが多いが，明確な定義はない。

word　セカンドメッセンジャー

水溶性ホルモンが細胞膜上の受容体に結合すると，細胞質では，ATPからセカンドメッセンジャー（二次情報伝達物質）であるサイクリックAMP（cAMP）を合成するアデニル酸シクラーゼが活性化し，cAMP濃度が上昇する。続いてcAMPがタンパク質のリン酸化酵素などを活性化し，酵素タンパク質のリン酸化をもたらし，酵素が活性化，つまり細胞機能が亢進する。

表 7-1　ホルモンと標的器官，およびその作用

内分泌腺	ホルモン	主な標的器官	主な作用
視床下部	副腎皮質刺激ホルモン放出小ルモン（CRH）	下垂体前葉	ACTH 分泌細胞の刺激
	甲状腺刺激ホルモン放出ホルモン（TRH）	下垂体前葉	TSH・GH・PRL 分泌細胞の刺激
	成長ホルモン放出ホルモン（GHR）	下垂体前葉	GH 分泌細胞の刺激
	成長ホルモン抑制ホルモン（GIH）	下垂体前葉	GH 分泌細胞の抑制
	プロラクチン抑制ホルモン（PIH）	下垂体前葉	PRL 分泌細胞の抑制
	性腺刺激ホルモン（ゴナドトロピン）放出ホルモン（GnRH）	下垂体前葉	ゴナドトロピン分泌細胞の刺激
下垂体前葉	副腎皮質刺激ホルモン（ACTH）	副腎皮質	副腎皮質ホルモンの分泌
	甲状腺刺激ホルモン（TSH）	甲状腺	甲状腺ホルモンの分泌
	成長ホルモン（GH）	全身	全身の組織の発育・発達，タンパク質合成促進（筋肉，心臓，肝臓の増殖・肥大），骨端軟骨の増殖による骨の成長，肝臓グリコーゲン分解，血糖値上昇
	プロラクチン（PRL）	乳腺	乳腺の発達
	性腺刺激ホルモン（ゴナドトロピン）	卵巣，精巣	
	＊卵胞刺激ホルモン（FSH）		卵胞の発育促進，精子形成の促進
	＊黄体形成ホルモン（LH）		排卵の誘発，黄体形成，テストステロン分泌
下垂体後葉	バソプレッシン（ADH，抗利尿ホルモン）	腎臓	集合管での水の再吸収促進
	オキシトシン	子宮，乳腺	子宮筋の収縮，射乳作用
甲状腺	サイロキシン（T₄），トリヨードサイロニン（T₃）	全身	代謝亢進，熱産生（基礎代謝上昇），糖の腸管での吸収促進，成長・発育促進，循環器系機能の促進（β アドレナリン受容体の増加）
	カルシトニン	骨，腎臓	骨吸収抑制（破骨細胞の活性低下），腎臓での Ca^{2+} 排泄促進
副甲状腺	パラソルモン	骨，腎臓	骨吸収促進（破骨細胞の活性亢進），腎臓での Ca^{2+} 再吸収促進
副腎髄質	アドレナリン	全身	筋肉や肝臓のグリコーゲン分解，血糖値上昇，心拍数・心拍出量増加，血圧上昇
	ノルアドレナリン	全身	
副腎皮質	糖質コルチコイド（コルチゾール）	全身	肝臓における糖新生，筋肉タンパク質分解，脂肪組織の脂肪分解，抗炎症作用，
	電解質コルチコイド（アルドステロン）	腎臓	集合管における Na^+ 再吸収・K^+ 排泄促進，水の再吸収促進
	デヒドロエピアンドロステロン（DHEA）	生殖器	女性における腋毛・陰毛の発生，性欲発現
膵臓	インスリン	全身	肝臓・筋肉・脂肪細胞によるグルコース取り込み促進，血糖値の低下，タンパク質・脂肪合成促進
	グルカゴン	肝臓	肝臓グリコーゲン分解，血糖値の上昇
卵巣	エストロゲン	生殖器，乳腺	皮下脂肪の蓄積，生殖器の発育，乳腺の発達，二次性徴発現，骨端閉鎖，卵巣周期調節
卵巣（黄体）	プロゲステロン	生殖器，乳腺	子宮内膜の肥厚，乳腺の発達，体温上昇
精巣	テストステロン	生殖器，骨格筋	生殖器の発育，タンパク同化作用，二次性徴発現
腎臓	レニン	血管，副腎	血圧上昇
	エリスロポエチン	骨髄	赤血球産生

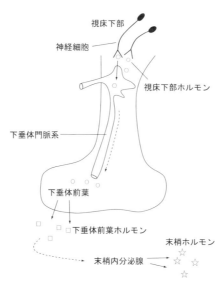

図 7-5　視床下部-下垂体-末梢内分泌腺

4．ホルモンの種類と主要な作用（表 7-1）

（1）　視床下部ホルモン

　視床下部から 6 つのホルモンが分泌され，下垂体前葉ホルモンの分泌調節を行っている。視床下部には弓状核などの神経細胞があり，その神経終末から放出された物質が，血管（下垂体門脈系）を通って下垂体前葉に到達し，ホルモンとして機能する（神経内分泌，図 7-5）。

（2）　下垂体前葉・後葉ホルモン

　上位の視床下部ホルモンの指示に従い，6 つのホルモンを分泌する。成長ホルモンとプロラクチン以外は，さらに下位の内分泌腺を刺激してそれぞれのホルモン分泌を調節する。成長ホルモンはタンパク質の合成を促し，文字通り子どもの成長を促進し，骨や筋肉作りに貢献する。プロラクチンは乳腺を発達させ分娩後の乳汁産生を開始させる。

　視床下部にある視索上核や室傍核などの神経細胞の軸索は，下垂体後葉まで伸びて神経内分泌を行う。バソプレッシン（抗利尿ホルモン）は腎臓に作用して尿量を減少させる。オキシトシンは分娩時に子宮筋を収縮させ，また，母乳を乳管内に放出させる射乳作用を有する。

（3）　末梢の内分泌腺から分泌されるホルモン

① 甲状腺と副甲状腺　　甲状腺からは甲状腺刺激ホルモンの支配の下，甲状腺ホルモンが分泌される。甲状腺ホルモンの標的器官は非常に広範である。熱産生，糖代謝，脂質代謝，循環器系機能等を促進させる。甲状腺からカルシトニン，副甲状腺からはパラソルモンが分泌され，それぞれ血漿 Ca^{2+} 濃度を低下，上昇させる。

② 副腎皮質　　3 つのステロイドホルモンを分泌する。糖質コルチコイド（コルチゾール）は糖新生を促進し，免疫反応を抑制する。電解質コルチコイド（アルドステロン）は腎臓の集合管に作用して，Na^+ の再吸収を増やして血圧を上げる。男性ホルモンのデヒドロエピアンドロステロンは，女性における男性ホルモンとして作用する。

③ 副腎髄質　　カテコールアミンであるアドレナリンとノルアドレナリンを分泌し，本質的には交感神経と同じ作用をもたらす。

④ 膵臓　　ランゲルハンス島からインスリンとグルカゴンが分泌される。前者は筋肉や肝臓，脂肪による糖取り込みを促進し，血糖値を低下させる。後者は逆に，肝臓グリコーゲンを分解し血糖値を上昇させる。

⑤ 性腺　　卵巣からエストロゲンとプロゲステロンという女性ホルモンが，精巣からは男性ホルモンであるテストステロンが分泌され，それぞれ思春期の二次性徴の発現に寄与する。女性ホルモンは卵巣周期を形成させる。

---

word　神経終末

神経細胞は細胞体から複数の樹状突起を伸ばし，一本だけ長い突起（軸索）を形成して，その末端部は多数の枝に分かれる。これを神経終末という。刺激を受けて興奮した細胞体から，活動電位が軸索を通って神経終末に達すると，神経伝達物質を放出し，他の神経細胞や筋細胞を刺激する。

word　神経内分泌

神経終末から出た神経伝達物質が血液中に入り，他の臓器・組織にホルモンとして作用すること。

word　バソプレッシン

下垂体後葉から分泌（視床下部の神経細胞による神経内分泌）されるホルモンで抗利尿ホルモン（ADH, antidiuretic hormone）とも呼ぶ。体液浸透圧の上昇に対して，腎臓の集合管における水の再吸収を調節し，尿の濃縮度合いを決める。

word　甲状腺ホルモン

ヨウ素を含む化合物で，その数によりサイロキシン（T_4）とトリヨードサイロニン（T_3）の 2 種に分類される。

word　糖質コルチコイド

生体内で主要なのはコルチゾール。筋やリンパ組織のタンパク質を分解して得られるアミノ酸，さらには脂肪の分解を促して生じるグリセロールを元に，肝臓でグルコースの合成（糖新生）を促進する。また抗炎症作用を持ち，炎症の拡大を防ぐなど，全身の細胞にその受容体が存在するため極めて多彩な効果を発揮する。

word　電解質コルチコイド

生体内で主要なのはアルドステロン。血圧の低下，言い換えれば循環血液量の減少に対して，腎臓の遠位尿細管から集合管における Na^+ 再吸収と K^+ 排泄を促進し，Na^+ 再吸収による間質液浸透圧上昇が受動的な水の再吸収を増やして尿量を減少させる。

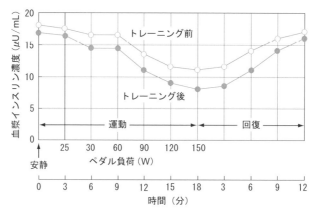

図 7-6　運動中，および運動後の血漿インスリン濃度のトレーニングによる変化

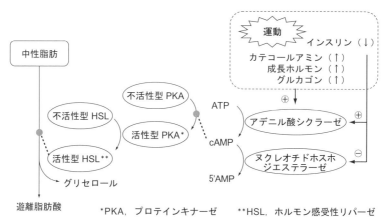

*PKA，プロテインキナーゼ　　**HSL，ホルモン感受性リパーゼ

図 7-7　運動による中性脂肪の分解促進機序

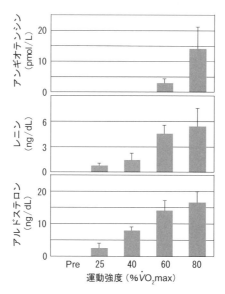

図 7-8　レニン-アンギオテンシン-アルドステロンの運動強度別の応答
(Tidgren, *et al.*, 1991 より引用改変)

7-2　運動と内分泌

1. 運動に対する内分泌機能の急性応答

一過性の運動に対して，各種ホルモンの血中濃度は顕著な変動を示す。運動の強度や時間によってその応答は修飾されるが，一般に運動時にはインスリンを除くほとんどのホルモンレベルが増大すると考えられている。主なホルモンレベルの変動の生理学的意義を以下に示す。

（1）　血糖値のコントロール

下垂体前葉から分泌される成長ホルモン，副腎髄質からのアドレナリンとノルアドレナリン，さらには副腎皮質からのコルチゾールと膵臓からのグルカゴンは運動時に分泌が亢進し，いずれも肝臓に作用してグリコーゲンを分解し血糖上昇作用を有する。一方，骨格筋，肝臓，脂肪組織における糖の取り込みを促進するインスリン分泌は，運動強度や時間に依存して減少する（図 7-6）。これらは運動に伴うエネルギー需要の亢進に対し，ATP 合成の基質としての糖を供給しやすい環境を作り，血糖値の低下を防いで安定的に運動を継続させる合目的的応答と解釈される。また血糖の骨格筋への取り込みはインスリンによって促進されると考えられるが，実際には運動中にはインスリン分泌量が減り，インスリン非依存性の機構*によって骨格筋が糖を取り込むと思われる。

（2）　中性脂肪の分解

成長ホルモン，アドレナリンとノルアドレナリン，またはグルカゴンは運動時に分泌量が増大し，脂肪組織における中性脂肪の分解を促進し，エネルギー基質としての遊離脂肪酸（FFA, free fatty acid）を生み出す（図 7-7）。運動が長時間に及ぶ場合，糖質だけで運動を遂行するのは困難であり，理に適ったホルモン分泌応答である。

（3）　心機能の亢進

アドレナリンとノルアドレナリンは心臓交感神経の作用と同様に，心拍数と心拍出量の増大に寄与する。運動時の循環機能は酸素需要の亢進に起因して著しく高まるため，これらの応答は運動時には重要である。

（4）　体液調節

運動中，特に発汗を伴い体液を喪失する運動では，下垂体後葉からのバソプレッシンと，副腎皮質からのアルドステロンの分泌増大が生じる。前者は腎臓の集合管における水の再吸収を高め，後者は遠位尿細管における Na^+ 再吸収と受動的な水の再吸収を促し，いずれも血漿量，体液量を維持・増大させ，心拍出量や血圧の維持・増加に貢献する。アルドステロン分泌は，レニン-アンギオテンシン-アルドステロン系によって制御されており運動強度の影響を受ける（図 7-8）。

word　**カテコールアミン**
アドレナリン，ノルアドレナリン，ドーパミンの総称で，交感神経と副腎髄質に分布している。交感神経から分化した副腎髄質から分泌されるアドレナリンは血中濃度の大部分を占めるが，血中ノルアドレナリンはほとんどが交感神経由来である。

word　**卵巣周期**
妊娠準備期間の卵巣における周期的変動。卵胞期，排卵期，黄体期の 3 期に分けられ，卵胞の成熟，排卵，黄体形成を繰り返す。

*12 章　運動と栄養・代謝，および 14 章　運動と疾病　14-2　糖尿病参照。

word　**レニン-アンギオテンシン-アルドステロン系**
運動時には必然的に交感神経が緊張し，腎臓へ流入する血管の収縮が起こり，腎血流量が低下する。この刺激が腎臓の傍糸球体装置からのレニン分泌を促進し，結果としてアルドステロン分泌を亢進させて体液量を調節する（詳細は 4 章　運動と循環　参照）。

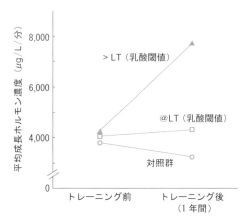

図 7-9　成長ホルモン濃度に対するトレーニングの影響
（Weltman, *et al*., 1992 より引用改変）

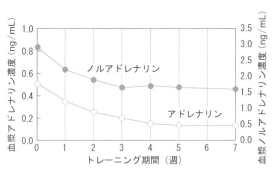

同一強度の運動（243 W，5 分間）時の血漿カテコールアミン濃度

図 7-10　運動に対する血漿カテコールアミン濃度の応答に及ぼすトレーニングの効果
（Winder, *et al*., 1978 より引用改変）

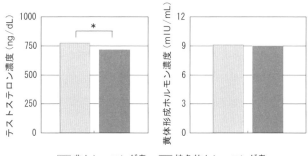

図 7-11　持久的トレーニングが血清テストステロン，および
性腺刺激ホルモン（LH）レベルに及ぼす影響
（Wheeler, *et al*., 1984 より引用改変）

2. 運動トレーニングに対する内分泌機能の慢性適応

　生体の他の諸機能と同様に，継続的な運動トレーニングは内分泌機能の適応をもたらす。すなわち絶対強度が同一の運動に対する生体の負担は，トレーニング後に明らかに低下し，ホルモンレベルにもその影響が及ぶ。

（1）　成長ホルモン

　乳酸閾値以上の強度で持久的トレーニングを行った場合には，安静時の成長ホルモンレベルが高くなり，それ以下の強度でのトレーニングではほとんど変化が認められない（図7-9）。またレジスタンストレーニングの場合，強度や頻度，運動様式に依存するが，一般には増大すると考えられる。しかし女性において同様の変化を観察した報告は少ない。

（2）　カテコールアミン

　アドレナリンとノルアドレナリンに関して，同一絶対強度の運動に対する分泌量が持久的トレーニングによって顕著に低下することが知られている（図7-10）。この応答はトレーニングによって，行う運動の強度が相対的に低下したためと思われ，交感神経による調節と関連して，最大下運動時の徐脈や血圧上昇抑制をもたらす主因と考えられる。

（4）　コルチゾール

　中強度の運動時に認められるコルチゾール分泌亢進は，トレーニングによって非鍛錬者と比べて僅かとなる。

（5）　インスリン

　トレーニングは骨格筋や肝臓などのインスリンに対する感受性を亢進させ，一過性の運動中に観察されるインスリン分泌低下を，さらに大きなものにする（図7-6）。

（6）　性ホルモン

　レジスタンストレーニングによって男性のテストステロンレベルが上昇する。逆に持久的トレーニングを積んだ長距離男性ランナーの安静時のテストステロン分泌は低下し，生成低下とクリアランス上昇の相乗作用と思われる（図7-11）。女性においても持久的トレーニングが女性ホルモンレベルを抑制するとする報告が多い。これらの応答には，体重・体脂肪減少や練習や試合に対する精神的ストレスなどが影響していると考えられる。また激しい運動を繰り返す女子競技選手に多く認められる月経異常に，性腺刺激ホルモンや女性ホルモンの安静時レベルの抑制が関与している可能性も指摘されている*。

word　生成低下とクリアランス上昇
ホルモンの血中濃度はその生成分泌量と，血中からの消失（分解）量によって決まる。持久的トレーニングでは性腺刺激ホルモン（ゴナドトロピン）のうち，精巣でのテストステロン分泌を促進する黄体形成ホルモン（LH）には変化が認められないことから，テストステロンレベルの減少は下垂体前葉レベルで生じるものではないと考えられる。

*11章　運動と骨　参照。

┌───┐
コラム　これもホルモン？

　ホルモンとは内分泌細胞で作られ，血管内に放出され，血流にのって標的細胞に作用して特定の応答を引き起こすもの，と定義されている。しかしこの定義にあてはまらない物質が次々と発見されてきた。例えば血管ではなく直接間質液中に放出され，隣接した細胞や，分泌細胞自身に働きかける局所ホルモンがある。これらをそれぞれ傍分泌（パラクライン）と自己分泌（オートクライン）と呼ぶ。一酸化窒素（NO）などが有名で，分泌された周囲の血管を拡張させる。さらに，従来は内分泌細胞と捉えられていない脂肪細胞や骨格筋細胞などからも，積極的に様々なホルモン様物質（アディポサイトカイン，マイオカイン）が分泌されていることが解明されつつあり，既存のホルモンの概念は大きく変化している。
└───┘

参 考 文 献

1) 角田聡　編著，『健康・スポーツの生理学』，建帛社（2006）.

2) 石河利寛・杉浦正輝　編著，『運動生理学』，建帛社（1998）.

3) 坂井建雄・岡田隆夫，『解剖生理学』，医学書院（2012）.

4) 照井直人　編著，『はじめの一歩のイラスト生理学』，羊土社（2007）.

5) 池上晴夫，『スポーツ医学 II』，朝倉書店（2000）.

6) 小田切陽一・飯島純夫・小山勝弘・石原逸子，『新版生活健康科学』，三共出版（2012）.

7) McArdle WD, Katch FI, Katch VL, "Essentials of Exercise Physiology", Lippincott Williams & Wilkins（2000）.

8) Borer KT, "Exercise Endocrinology", Human Kinetic（2003）.

9) Tidgren B, Hjemdahl P, Theederson E, Nussberger J, Renal neurohormonal and vascular responses to dynamic exercise in humans. *J. Appl. Physiol.*, 70 : 2279–86, 1991.

10) Weltman A, Weltman JY, Sohurrer R, Endurance training amplifies the pulsatile release of growth hormone : effects of training intensity. *J. Appl. Physiol.*, 72 : 2188–96, 1992.

11) Winder WW, Hagberg JM, Hickson RC, Ehsani AA, McLane JA, Time course of sympathoadrenal adaptation to endurance exercise training in man. *J. Appl. Physiol.*, 45 : 370–4, 1978.

12) Wheeler GD, Wall SR, Belcastro AN, Cumming DC, Reduced serum testosterone and prolactin levels in male distance runners. *JAMA*, 252 : 514-6, 1984.

8章

運動と消化・吸収

　私たちは口から食物を摂取し，その中の栄養素を口腔，胃，小腸における様々な反応を介して吸収可能な低分子化合物にまで消化する。その後，小腸や大腸で栄養素を血管やリンパ管に取り込むことで体内への吸収が完了し，生命活動に利用することができる。

　8章では，消化・吸収に関わる器官の諸機能，消化液や消化管ホルモンの働きなどについて理解する。また運動時の消化管機能や，運動トレーニングがもたらす消化・吸収機能の適応についても学ぶ。

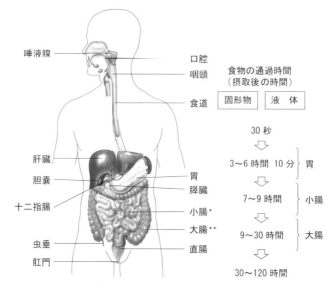

小腸*：十二指腸，空腸，回腸
大腸**：虫垂，上行・横行・下行・S状結腸，直腸

図 8-1　消化器系と食物通過時間

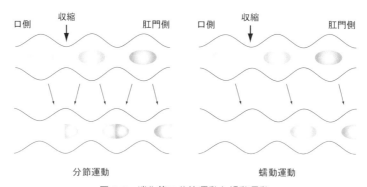

分節運動　　　　　　　　　　蠕動運動

図 8-2　消化管の分節運動と蠕動運動

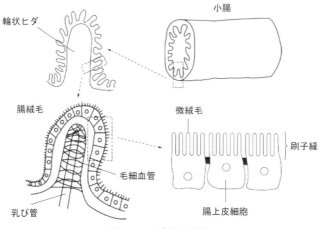

図 8-3　小腸壁の構造

8-1　消化・吸収

1．消化管の消化機能

消化管は口腔から大腸（直腸）までの長い管で（口腔 → 胃 0.5 m，小腸 6〜7 m，大腸 1.5 m），口と肛門で外界に開いている（図 8-1）。消化管内は体外と見なされ，消化された成分が血管やリンパ管に取り込まれて体内に入った（吸収された）と解釈される。

消化管以外に，胆嚢，肝臓，膵臓などが消化に関わる。

(1)　口腔，咽頭，食道

口腔では咀嚼によって食物をかみ砕いて唾液と混ぜ合わせ，湿度を与えたり α-アミラーゼを働きやすくしたりする。嚥下によって飲み込まれた食塊は，咽頭を経て，食道の蠕動運動（図 8-2）により胃に達する。

(2)　胃

食物の流入により胃は弛緩し，その後，胃液と胃内容物を混和するための蠕動運動（毎分 3〜4 回）で，半流動体となった食物は十二指腸に排出される。胃液は塩酸（HCl）を含んだ強酸（pH 1.0）であり，殺菌や食物中のタンパク質変性を促し，ペプシノゲンを活性型のペプシンに変換させる。胃は少量の水とアルコール以外の吸収作用は持たない。

(3)　小　腸

全ての栄養素の消化・吸収が行われる最も重要な部位である。十二指腸では消化酵素を含む膵液，脂肪の消化を促す胆汁が流入し，空腸・回腸では膜消化と栄養素の吸収が行われる。小腸粘膜上皮細胞の表面積は 200 m^2 にも達し，吸収効率を高めている（図 8-3）。蠕動運動に加え分節運動（図 8-2）で内容物を十二指腸から空腸，回腸へと移動させる。

(4)　大　腸

消化されなかった食物繊維や残渣から，水や電解質が吸収される。腸内細菌による生物学的消化によって，ビタミン K が産生され 1 日の必要量をカバーする。内容物の移動速度は遅いが，食後には強い蠕動運動（大蠕動）を起こして便意を促し，直腸からの排便を可能にする。

2．消化管の吸収機能

(1)　吸収のメカニズム

小腸における栄養素の吸収は，能動輸送（単糖，アミノ酸），受動輸送と拡散（カイロミクロン）による。水の一部は大腸でも吸収される。

(2)　小腸における吸収後の過程

吸収された糖とアミノ酸は門脈を介して肝臓に流入し，合成・分解・貯蔵・解毒などの作用を受ける。一方，脂肪由来のカイロミクロンは，リンパ管に取り込まれた後，左静脈角で静脈に合流する。

---

word　α-アミラーゼ
デンプンを二糖類（マルトース，麦芽糖）かデキストリン（単糖が数個つながった多糖類）に分解する消化酵素。咀嚼時間が十分でないため，大部分はデキストリンに分解される。

word　蠕動運動
反射的に食塊を送る運動で，食道の他，胃，小腸や大腸にも認められる。嚥下された食塊は体位に関係なく，逆立ちをしていても食道を通過して胃に送られる。

word　胃液
胃から 1 日 1〜2 L 分泌され，胃酸（塩酸）のほかタンパク質の消化酵素，さらには弱アルカリ性の粘液で構成される

word　ペプシン
胃の主細胞によって分泌されるペプシノゲンは，塩酸の作用を受けて活性型のペプシンに変換される。ペプシンはタンパク質の消化作用を持つ。

word　膜消化
小腸粘膜上皮細胞膜には糖質とタンパク質の最終消化に関わる酵素があり，細胞膜上で消化と吸収が同時に行われる。

word　ビタミン K
血液凝固に必須の因子であり，また骨形成を促進する作用がある。腸内細菌によって体内で合成されるが，食品としては納豆に非常に豊富に含有されている。

word　能動輸送，受動輸送，拡散
能動輸送とは，エネルギー（ATP）を消費し，濃度の低い場所から高い場所へ，濃度勾配に逆らって物質が移動する現象。受動輸送は細胞膜に埋め込まれた担体を通って濃度の高い方から低い方へと物質が移動する現象で，担体を使わないものを拡散（単純拡散）という。

word　左静脈角
下半身と左上半身からのリンパ管は，胸管を経て左の鎖骨下静脈と内頸静脈の合流部（左静脈角）で静脈と合流する。

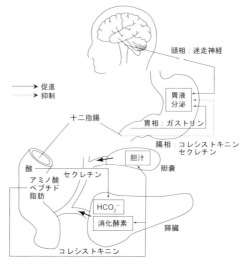

図 8-4　膵液と胆汁の分泌調節

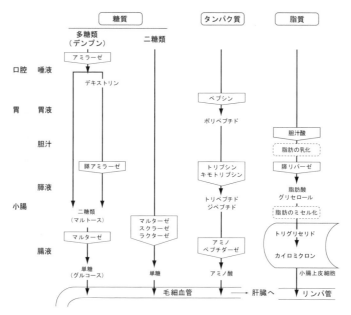

図 8-5　栄養素の消化と吸収の仕組み

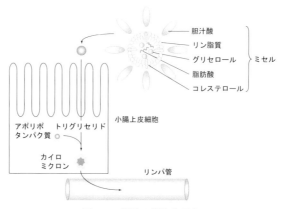

図 8-6　脂肪の消化と吸収

3．消化管の機能調節

（1）自律神経

消化管の運動や消化液の分泌は，副交感神経（迷走）が亢進させる。

（2）消化管ホルモン

胃の中に食物が入ると，消化管ホルモンのガストリンが胃から血液中に放出され，胃自身を刺激して胃酸分泌を亢進する。十二指腸から分泌されるセクレチン（分泌刺激は十二指腸への酸の接触）とコレシストキニン（分泌刺激はタンパク質分解産物との接触）は，それぞれ電解質（HCO_3^-）に富む膵液の分泌，消化酵素に富む膵液の分泌と胆嚢からの胆汁分泌を促進する。両者は胃に作用して胃酸分泌を抑制する（図8-4）。

> **word　消化管ホルモン**
> 胃と十二指腸から分泌されるホルモンで，消化液の分泌や運動を調節するホルモン。

4．栄養素の消化と吸収の仕組み（図8-5）

（1）糖質

米やパンの主成分であるデンプンは，唾液中のα-アミラーゼによって大半はデキストリンに分解され，小腸で膵臓のα-アミラーゼ（膵アミラーゼ）の作用を受けてマルトースとなる。続いてマルトースは，スクロースやラクトースといった二糖類と共に，小腸での膜消化を受け，単糖類（グルコース，フルクトース，ガラクトース）となり，主に能動輸送によって血管内に吸収される。

（2）タンパク質

タンパク質は胃液のペプシン，膵液のトリプシン，キモトリプシンの作用を受けて，アミノ酸が2，3個結合したジペプチドやトリペプチドとなる。さらに膵液中のカルボキシペプチダーゼ，小腸粘膜上皮細胞にあるアミノペプチダーゼの作用を受けてアミノ酸となり能動輸送により吸収される。

> **word　単糖類，二糖類**
> 糖質の最小単位で，消化の最終産物を単糖類といい，グルコース（ブドウ糖），フルクトース（果糖），ガラクトースの3種がある。二糖類は単糖類が2つ連なったもので，スクロース（ショ糖），ラクトース（乳糖），マルトース（麦芽糖）がある。

（3）脂質

脂肪は十二指腸で胆汁の作用によって乳化され，膵液中のリパーゼ（膵リパーゼ）の作用を受けて脂肪酸とグリセロールに分解される。これらは胆汁酸やコレステロールと共にミセルを形成し，小腸粘膜上皮細胞に拡散により取り込まれる。その後，細胞内でトリグリセリドとなり，周囲がリポタンパク質（脂肪とタンパク質が結合したもの）で包まれたカイロミクロンを形成し，拡散によりリンパ管内に吸収される（図8-6）。

（4）その他の栄養素

水溶性ビタミン（B群，C，葉酸など）は小腸上部で吸収され，脂溶性ビタミン（A，D，E，Kなど）は他の脂質消化産物と共に吸収される。Na^+，Ca^{2+}，K^+などの電解質も大部分が小腸で吸収され，特にCa^{2+}はビタミンDにより著明に吸収が促進される。水の吸収は，浸透圧差によってほぼ小腸で行われ（約90％），その量は1日約10Lに達する。

> **word　乳化**
> 胆汁成分には親水性とし親油性の部分がある。親油性の部分を脂肪側（内側）に向け，親水性の部分を水側（外側）に向けて会合し，コロイドの形で水溶液中に分散すること。ミセルの内部は親油性であり，油を溶かし込んだ状態を作れる。

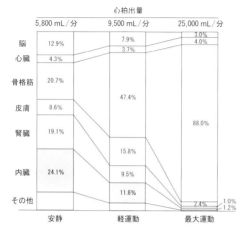

図 8-7（1）　運動に伴う各器官への相対的血流再配分

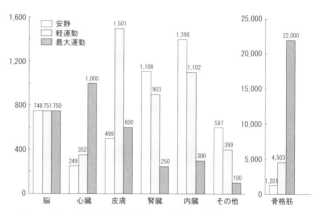

図 8-7（2）　運動に伴う各器官への絶対的血流再配分（mL／分）

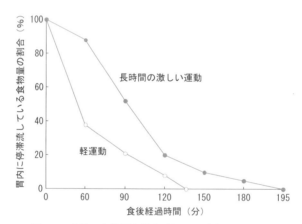

図 8-8　食後の食物胃内停留時間に及ぼす運動の影響
(Hellebrandt, *et al.*, 1934 より引用改変)

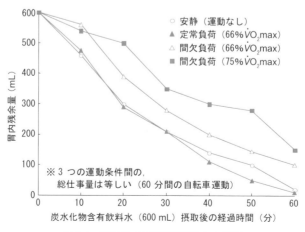

図 8-9　運動様式と胃排出機能との関係
(Leiper, *et al.*, 2001 より引用改変)

8-2　運動と消化・吸収

1. 運動に対する消化・吸収機能の急性応答

運動がもたらす消化・吸収機能への影響は，行う運動の種類，強度，時間に加え，摂取した栄養素の種類や量，さらには摂取のタイミング（運動前，運動中，運動後）など，様々な要因によって異なる。概して言えば，運動は交感神経を賦活し，消化管活動を促進する副交感神経活動を抑えること，また運動に伴う血流再配分は，内臓血流量を減少させることなどから，消化・吸収機能は低下すると考えられる（図8-7(1)(2)）。

（1）　消化に関わる機能への運動の影響

①　胃

運動と胃液分泌に関して，中等度以上の比較的強度の高い運動や長時間運動は胃酸分泌を抑制すると思われるが，低強度運動では大きな影響を受けないという報告が多い。しかし低強度運動では，むしろ胃液の分泌が促進されて消化機能が高まる可能性も指摘されている。

胃の運動機能を，胃平滑筋の電気的活動から評価した報告によると，低〜中強度の運動は，食事間に消化管の内容物を除去する能力「空腹期活動」を高めて，結果として消化を促進する可能性が示唆されている（食事摂取後に消化を促す活動に対する効果ではない）。

摂取した食物の胃内残余量を元にした胃排出速度を指標にした検討も行われている。低〜中強度運動では胃排出速度が速くなり，75% $\dot{V}O_2max$ を超える高強度の激運動では遅くなると考えられる（図8-8）。運動強度の増大に伴って胃の血流量が顕著に低下することや，幽門部の狭窄が生じるなどがその要因として推察されている。また運動負荷の様式も胃排出機能に影響を与え，総作業量の等しい運動を定常負荷と間欠負荷で行った場合，後者で顕著な抑制が認められる。これは間欠運動では運動強度が必然的に高くなることに起因する現象と思われる（図8-9）。

②　消化管ホルモン

低強度運動はガストリンの分泌を亢進させると考えられているが，その他の消化管ホルモンについては十分に検討されていない。

（2）　吸収に関わる機能への運動の影響

運動によって消化管への血流量が安静時の半分以下まで激減すると，糖質やタンパク質の主たる吸収パターンである能動輸送が抑制されると報告されている。しかし受動輸送に関しては，血流の影響をあまり受けないとの指摘がある。飲料中の水は，基本的には腸管の管腔内外の浸透圧差に依存して受動輸送で吸収されるため，運動による影響はほとんど受けず，水分補給の善し悪しは胃排出速度で決定される。

---

word　胃排出速度
内容物が胃から十二指腸に移動する速度．内容物の量や濃度，浸透圧，温度など様々な因子の影響を受ける．液体の場合，摂取した溶液の浸透圧（濃度）が高いほど低下する。しかしグルコース溶液では濃度に比例して水（胃内容）の移動は遅くなるが，逆にグルコースの輸送速度は増大するため，水分とグルコースの胃排出速度を最大化する濃度は8〜10％付近とされる（吸収ではない）。

word　定常負荷と間欠負荷
運動強度を一定にして継続的に行う運動のパターンを定常負荷と呼び，完全休息を挟みながら断続的に行う運動を間欠負荷という。

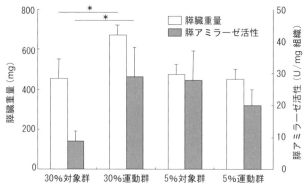

通常（30%），および低タンパク食（5%）摂取条件下 8 週間
の持久的トレーニングを実施

図 8-10　運動トレーニングによる膵臓重量，膵外分泌機能の変化と低タンパク食の関係
（湊，2003 より引用改変）

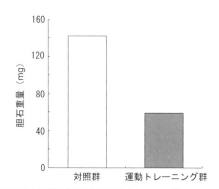

値は各群の全個体の胆石重量を積算したもの（n = 25）
運動トレーニング群は，45 分間の持久的運動を週 5 回，8 週間実施

図 8-11　運動トレーニングと胆嚢結石サイズとの関係
（Wilund, et al., 2008 より引用改変）

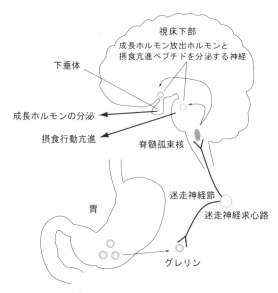

図 8-12　消化管から分泌されるグレリンの摂食亢進作用

2. 運動トレーニングに対する消化・吸収機能の慢性適応

(1) 膵臓

消化・吸収機能と運動トレーニングの関連を報告した研究は極めて少ない。唯一精力的な検討が行われてきたのが，膵臓の消化酵素分泌（膵外分泌）機能に関する運動トレーニングの影響を，動物モデル（ラット）で検証したものである。

運動トレーニングによって膵臓から分泌される消化酵素，膵アミラーゼ，および膵リパーゼ活性が対照よりも高くなり，酵素を分泌する膵腺房細胞の肥大を伴うことが報告されている。これらのトレーニングに対する適応現象の発現機序は不明であるが，消化管ホルモンと迷走神経が関与していると考えられる。実際に迷走神経の切断やコレシストキニンの阻害剤で処理すると，トレーニングによる膵肥大が消失してしまうことも確認されている。またトレーニングによる膵外分泌機能の上昇は栄養条件で大きく変動し，低タンパク食で飼育すると消失する（図8-10）。このように膵外分泌機能の亢進は，運動によるエネルギー消費増大に対して摂食量が増す際，消化機能を高める適応現象と捉えると，極めて合目的的であると考えられる。

また一般に，老化，肥満や糖尿病では膵外分泌機能が低下する。特に糖尿病では膵萎縮が惹起され，コレシストキニンに対する膵腺房細胞の感受性低下が認められる。これに対してトレーニングは抑制的に機能し，膵臓の消化機能を維持させると考えられる。

(2) 胆嚢

持久的トレーニングはコレステロールの肝臓への取り込みと胆汁酸へ変換を促し，胆石発生リスクを下げるという報告がある（図8-11）。

(3) 大腸

大腸がん（結腸がん）のリスクは運動，あるいは日常生活行動も含めた豊富な身体活動によって，確実に下げることができることが疫学研究によって証明されている。その機序の詳細は未だ不明である*。

3. 運動と消化管由来ホルモン

直接消化に関わらないが，消化管から分泌されるホルモンが複数同定されている。その1つである摂食亢進作用のあるグレリンは，1年間の有酸素トレーニングに伴う体重減少により増大することが示唆され，長期的な体重調節に寄与する可能性が示唆されている（図8-12）。また小腸から分泌され食欲抑制作用を持つペプチドYY（PYY）やグルカゴン様ペプチド（GLP-1）は，単回の運動直後1時間，一過性に増大し，運動後の食欲減退を説明する消化管ホルモンと示唆されている。

> **word　膵腺房細胞**
> 膵臓は外分泌部，すなわち膵液を合成して分泌する領域と，インスリンなどのホルモンを合成・分泌する内分泌部（膵島）に大別できる。前者を構成する細胞が膵腺房細胞であり，迷走神経や消化管ホルモン（コレシストキニン，セクレチン）によって刺激される。

*14章　運動と疾病　14-11　がん参照。

> **word　グレリン**
> 1999年に日本人によって発見された消化管由来のホルモンで，胃からの分泌量が最も多いが，腸や膵臓でも産生される。末梢で遊離されたグレリンのシグナルは，求心性の迷走神経を介して脳へ伝達され，摂食行動を促進すると同時に，成長ホルモンの分泌を刺激する。

コラム　食べても吸収されない食物？

　植物の細胞壁を構成する多糖類のセルロースは食物繊維（難消化性成分の総称）で，人間の消化酵素では消化できない糖質である。したがって食べても吸収されずに，「体内」に入ることなく「体外」に排出される。誤って飲み込んでしまったビー玉と同じである。実際には大腸に常在する細菌によって，一部がグルコースに分解されて吸収されるが，ほとんどが便となる。さらにこの食物繊維はコレステロールやグルコースの吸収を抑制したりして，他の栄養素の吸収率にも影響を与える。つまり栄養素としての価値はない（栄養素として定義されない）ものの，大腸癌の発生や便秘の予防という点で，栄養学的には五大栄養素と並んで注目される物質である。

参 考 文 献

1) 宮村実晴　編著，『運動生理学のニューエビデンス』，真興交易医書出版部 (2010)

2) 角田聡　編著，『健康・スポーツの生理学』，建帛社 (2006).

3) 中野昭一　編著，『図説・運動の仕組みと応用』，医歯薬出版 (1985).

4) 下村吉治，『スポーツと健康の栄養学』，ナップ (2004).

5) 伊藤朗　編著，『図説・運動生化学入門』，医歯薬出版 (1988).

6) 坂井建雄・岡田隆夫，『解剖生理学』，医学書院 (2012).

7) 照井直人　編著，『はじめの一歩のイラスト生理学』，羊土社 (2007)

8) 福原武彦・入來正躬　訳，『生理学アトラス』，文光堂 (1999).

9) Foster-Schubert KE, McTiernan A, Frayo RS, Schwartz RS, Rajan KB, Yasui Y, Tworoger SS, Cummings DE, Human plasma ghrelin levels increase during a one-year exercise program. *J. Clin. Endocrinol. Metab.*, 90 : 820–5, 2004.

10) Hellebrandt FA, Tepper RH, Studies in the influence of exercise on the digestive work of the stomach. II. Its effect on emptying time. *Am. J. Physiol.*, 107 : 355–63, 1934.

11) Leiper JB, Broad NP, Maughan RJ, Effect of intermittent high-intensity exercise on gastric emptying in man. *Med. Sci. Sports Exerc.*, 33 : 1270–8, 2001.

12) 湊久美子・代谷陽子，低蛋白食及び運動習慣が膵外分泌機能に及ぼす影響．和洋女子大学紀要（家政婦編），43 : 177–86, 2003.

13) Wilund KR, Feeney LA, Tomayko EJ, Chung HR, Kim K, Endurance exercise training reduces gallstone development in mice. *J. Appl. Physiol.*, 104 : 761–5, 2008.

9章

運動と免疫

　生体は細菌やウイルスなどの外敵に常に曝されている。そのため，我々はこれらの外敵を非自己と認識し，自己と区別することにより効率よく排除する免疫系を発達させてきた。

　9章ではまず免疫系を自然免疫と獲得免疫に分類し，免疫学の基礎の理解を深める。そして，運動生理学の項では，急性運動時における免疫系の変化や運動トレーニングによる免疫機能の適応について学ぶ。

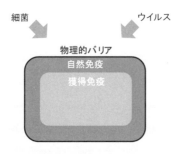

図 9-1　生体防御機構の概念

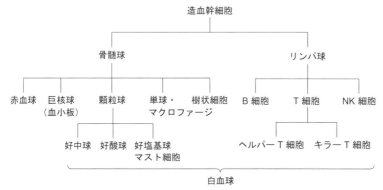

図 9-2　免疫系の細胞

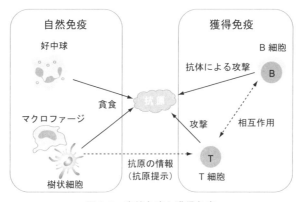

図 9-3　自然免疫と獲得免疫

9-1　免　　疫

1.　免 疫 と は

　一般に免疫とは，生体（宿主）がウイルスや細菌などの病原体などから身を守る抵抗性を指し，さらに生体内に発生するがん（腫瘍）を排除する働きも含む。このような生体防御機構が破綻すると，細胞や組織が傷害され，アレルギー疾患や自己免疫疾患などが引き起こされることもある。生体防御の第一線は，皮膚，唾液，粘膜，鼻毛などの物理的バリアである。物理的バリアを越えた病原体に対処するのは免疫系である。免疫系は自然免疫と獲得免疫に分けられ，前者は抗原特有の構造を認識して迅速に応答し，進化上，原始的な生物にも保存されている。一方，後者は高等動物にしか存在しない，自然免疫を進化させた複雑な免疫系である（図 9-1）。

2.　白 血 球

　白血球は，細胞質に顆粒がある顆粒球（好中球，好酸球，好塩基球），顆粒が無いリンパ球（T 細胞，B 細胞，ナチュラルキラー（NK）細胞）と単球・マクロファージ，樹状細胞等に分類され，それぞれ協同してウイルス，細菌，寄生虫等による感染に対して強力な防御を行う（図 9-2）。顆粒球で最も割合の多い好中球は，細菌（抗原）を貪食して殺し，細菌感染に対する生体防御の第一線を担う。単球は血管内から組織に入り，マクロファージとなり，細菌を貪食する。これに対しリンパ球は，ウイルス（抗原）による感染に際して中心的役割を演じ，抗原特異的に反応し，二度目以降の抗原侵入に対して速やかな反応を可能にする。

3.　自然免疫と獲得免疫 （図 9-3）

（1）　自 然 免 疫

　異物（非自己）と認識された細菌や毒素などの病原体（抗原）を速やかに排除する生体防御の基本型で，好中球やマクロファージなどの食細胞が中心的に働くのが自然免疫である。食細胞が受容体を介して病原体を感知し貪食する。自然免疫系細胞の受容体は，多様な病原体に共通する分子を認識できるため，抗原非特異的な応答である。また獲得免疫で中心に働くリンパ球に，抗原に関する情報を伝える役割も担う（抗原提示）。

（2）　獲 得 免 疫

　獲得免疫は病原体を認識し，抗原特異的に応答する。マクロファージや樹状細胞によって抗原提示された T 細胞は，その抗原に対して有効な免疫反応を開始する。T 細胞に刺激された B 細胞（形質細胞）が，抗原を特異的に認識する抗体を産生して次の感染時に効率的に排除する仕組みを作る。また自然免疫では対処しきれずに病原体等が感染した細胞

---

word　抗原

免疫反応を起こす物質を指し，免疫系が非自己（自分自身の正常な細胞や組織である自己以外）と認識したもの。具体的には細菌やウイルスなどの病原体，毒物などの化学物質，がん細胞，老廃組織，移植片などの他人の組織等，免疫反応の標的となるものを指す。

word　貪食

好中球やマクロファージ，樹状細胞などの食細胞は，病原体などの異物を貪食機能によって破壊する。細胞内に多くのリソソームなど分解酵素を含んでおり，異物の消化を可能にしている。

word　自然免疫系細胞の受容体

食細胞の細胞表面にあるパターン認識受容体が，病原体に共通する分子構造を認識して自然免疫が発動される。Toll 様受容体（TLR）は初めて同定されたパターン認識受容体で，非常に多くの分子構造を認識することが明らかになっている。

word　樹状細胞

樹状細胞は，細胞表面に木の枝のような細い突起をたくさんもつことから命名された。血中を循環し体内のあらゆる場所に存在する。2011 年度ノーベル生理学・医学賞の受賞者は，この樹状細胞に関する研究を行っている。

word　抗体

形質細胞によって産生される免疫グロブリン（Ig, immunoglobulin）というタンパク質。抗体は分子構造の違いから IgG, IgM, IgA, IgE, IgD の各タイプに分類される。抗体は特異的に抗原と結合する。

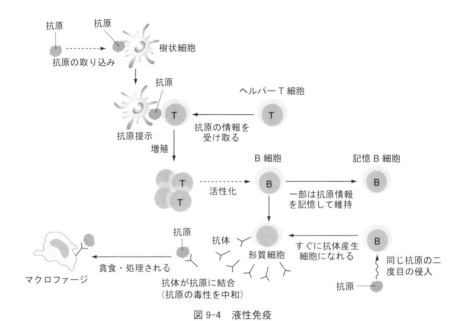

図 9-4　液性免疫

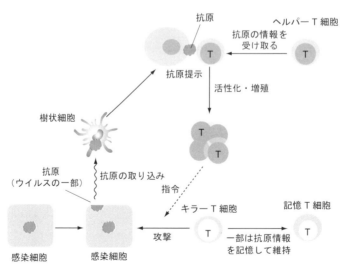

図 9-5　細胞性免疫

やがん細胞などを排除する役割を演じる。抗体産生は，未知の抗原に出会ってから生じるため，免疫反応には時間がかかる。しかし一度作られた抗体は，既知の抗原として長期にわたって体内に記憶・保持（免疫記憶）されるため，二度目以降の侵入に対して即座に反応してそれを排除する。

4. 液性免疫と細胞性免疫

獲得免疫は，抗体を産生する液性免疫と，細胞が直接相互作用する細胞性免疫の 2 つに分類できる。

(1) 液性免疫 （図 9-4）

液性免疫は主に血液中で行われ，B 細胞が中心に機能する。生体に侵入した抗原は，マクロファージや樹状細胞に取り込まれ，ヘルパー T 細胞に提示される。ヘルパー T 細胞は増殖し，B 細胞を活性化させて形質細胞（抗体産生細胞）に分化させ，抗原に対して特異的な抗体を効率よく産生させる。抗体は抗原と結合し（抗原抗体反応），それらがマクロファージなどの食細胞によって貪食され，体内から排除される。活性化した B 細胞の一部は記憶細胞として長期間維持され，同じ抗原の二度目以降の侵入時に迅速に応答する。

(2) 細胞性免疫 （図 9-5）

細胞性免疫に抗体は関与しない。液性免疫での抗体は細胞外に存在する抗原にしか働かないが，細胞性免疫は細胞内の抗原に作用する。マクロファージや樹状細胞がウイルスなどの病原体に感染した細胞から，病原体の一部を抗原として取り込み，その抗原の一部をヘルパー T 細胞に提示する。抗原提示されたヘルパー T 細胞はキラー T 細胞を活性化して，キラー T 細胞による感染細胞への攻撃が進む。一部のキラー T 細胞は記憶細胞として長期間維持される。NK 細胞もキラー T 細胞と同様に，感染細胞に対して細胞傷害性を発揮する。

5. アレルギー

アレルギーは抗原抗体反応の 1 つであり，免疫グロブリンの IgE が関与する。アレルギー疾患には，気管支喘息や花粉症，あるいは食物アレルギーなどが含まれ，アレルギーを起こす原因物質をアレルゲンと呼ぶ。アレルギーは，自己成分ではなく異物に対して過剰反応するもので，免疫系が自己細胞を攻撃する自己免疫疾患とは異なる。アレルゲンによって過剰に活性化された B 細胞は，大量の IgE を産出し，この IgE はマスト細胞の細胞表面に結合する。マスト細胞の IgE にアレルゲンが結合すると，ヒスタミンを放出してアレルギー反応を引き起こす。激しいアレルギー反応が複数臓器に全身性に起こり，生命に危機を与え得る過敏反応をアナフィラキシーといい，皮膚や粘膜の症状（発疹や浮腫など），呼吸困難などの呼吸器症状，さらには血圧低下などを引き起こす。

---

word　免疫記憶

B 細胞と T 細胞が活性化されて複製を始めると一部の細胞は記憶細胞として，長期間体内に残存する。記憶細胞は病原体の特性を記憶しており，再び同じ病原体が生体内へ侵入すると，迅速かつ強力に応答する。

word　抗原提示

抗原提示細胞（樹状細胞や単球/マクロファージ）が細菌などを細胞内へ取り込んで分解を行った後，分解物の一部を細胞表面へ提示する免疫機構のことを抗原提示と呼ぶ。抗原提示細胞によって提示された抗原はヘルパー T 細胞に認識される。

word　NK 細胞

名前が示すように殺傷力をもつリンパ球の仲間。以前に感作されたことがない他の細胞（腫瘍細胞など）を標的として細胞傷害活性を示す。身体的ストレスや心理的ストレスにより数や機能が変動しやすい。

word　ヒスタミン

血管透過性を亢進させ炎症を起こす。粘液分泌などを促進する。数分で組織を発赤腫脹させる。たとえば抗ヒスタミン薬投与で花粉症の鼻炎などのアレルギー症状を抑えることができる。

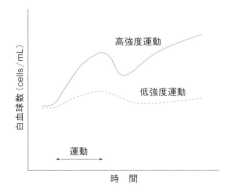

図 9-6　運動による白血球数の変化

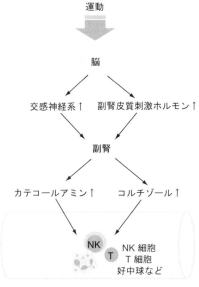

図 9-7　ストレスホルモンと免疫細胞

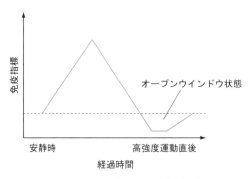

図 9-8　オープンウインドウ仮説
(Pedersen and Bruunsgaard, 1995 より引用改変)

9-2　運動と免疫

1.　運動に対する免疫機能の急性応答

(1)　運動による白血球数の変動

運動により血液中の白血球数は一過性に変動する。この変動は運動の強度と継続時間に依存している（図 9-6）。最大酸素摂取量の 80％程度の高強度・短時間運動では，NK 細胞数は運動直後に劇的な増加を示し，運動終了後には運動直前の半数程度まで減少する。また T 細胞数は運動開始早期に増加がみられ，運動終了時に一過性の緩やかな減少が観察される。一方，好中球数は運動後に著しい増加が見られ，運動が長時間にわたる場合は運動後期にも増加が見られる。一過性の中強度運動では，好中球の走化性や貪食能などの機能亢進がみられる。

運動による白血球の血中動員が増えるメカニズムには，カテコールアミンの分泌上昇が関連していると考えられている。また，高強度の急性運動による NK 細胞数の一過性の低下メカニズムは明らかになっていないが，運動によるコルチゾールなどのストレスホルモンの分泌亢進が関わっているとされている（図 9-7）。ただし，白血球は血液中から必要に応じて組織へ移動・浸潤するため，運動による血液中白血球数のみを指標にして生体の免疫機能を評価することは難しい。

(2)　オープンウインドウ仮説

高強度運動の後，数時間にわたって一過性に免疫指標の低下が観察される。この状態は“オープンウインドウ”（図 9-8）と呼ばれ，一時的に感染リスクが高まると考えられている。実際，マラソンなどの長時間の激しい運動後には上気道感染症の発症率が高い。高強度運動や長時間運動は免疫機能を低下させ，風邪やインフルエンザなどの上気道感染症に罹患しやすくなるため，運動後には病原体に曝露される機会を最小限にすることが望ましいといえる。逆に，最大酸素摂取量の 50％程度の一過性の中強度運動は，感染リスクを減らすことがわかっている。

(3)　食物依存性運動誘発アナフィラキシー

アレルゲンとなる食物を摂取した後に運動することで生じるアレルギー反応を，食物依存性運動誘発アナフィラキシーという。中学生から若年成人の発症例が高く，通常，食後 2 時間以内に運動した場合に発生する。原因は小麦や甲殻類などが最も多く，急速に進行して重症化するリスクも高い。呼吸困難等の呼吸器症状，血圧低下や意識消失など症状が認められたらアドレナリン自己注射が第一選択であり，速やかに外側広筋などに投与することが望ましい。その場の対応が困難な場合，救急要請することが重要である。最も効果的な予防対策はアレルゲン摂取後 2 ～ 4 時間に運動しないことである。

> **word　ストレスホルモン**
> ストレスを感知すると，脳下垂体から腎臓の上部にある副腎に刺激が入りカテコールアミンとコルチゾールの 2 つの副腎由来ホルモンが分泌される。これらのホルモンは，ストレスによって分泌亢進されることから，ストレスホルモンと呼ばれる。ストレスホルモンは，心拍数増加，血圧上昇，血糖値上昇など，体の働きを高めストレッサーと戦う準備を整える役割がある。

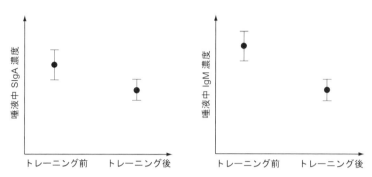

図 9-9　高強度運動トレーニングによる唾液中 SIgA と IgM 濃度の変化
（Gleeson and Pyne, 2000 より引用改変）

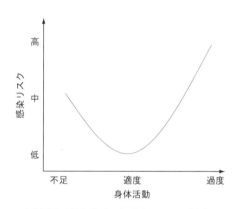

図 9-10　身体活動（量と強度）と感染リスクの関連（J カーブ）
（Nieman, 1994 より引用改変）

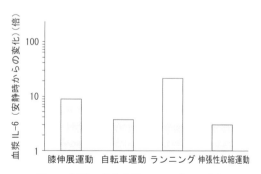

図 9-11 運動に伴う血漿 IL-6 レベルの変化
（Pedersen and Febbraio, 2008 より引用改変）

2．運動トレーニングに対する免疫機能の慢性適応

（1）　運動トレーニング強度と免疫細胞の変化

　習慣的に運動トレーニングを行う鍛錬者と行わない非鍛錬者と比較すると，末梢血リンパ球や単球数には差があまりみられない。しかし，細胞数の変化は認められないものの，個々の細胞機能自体は鍛錬者の方で亢進している。粘膜免疫能の指標としてしばしば使われる唾液中の分泌型 IgA（SIgA, secretory immunoglobulin A）や IgM などの免疫グロブリンの濃度は，高強度トレーニングにより減少する（図 9-9）。またマクロファージの貪食能は，中強度の運動トレーニングで増加し，高強度で減少することが報告されている。NK 細胞の働きの強さの指標である NK 活性は，やはり中強度の運動トレーニングで増加し，高強度では逆に低下が見られる。

（2）　J カーブモデル

　Nieman らは，運動習慣と上気道感染症の罹患リスクの関係を運動の量と強度に着目して「J カーブ」（図 9-10）モデルとして提唱している。感染リスクは両端が高くなる傾向があり，運動習慣の無い者と比較して，適度に運動習慣がある者は感染リスクが低く，過度の運動習慣（量・強度）を有する者では逆に運動不足以上にリスクが増大すると考えられる。つまり運動習慣は，その程度により，免疫機能を抑制したり逆に亢進させたりするのである。したがって，適度な運動トレーニングを行うことで，免疫機能の亢進が期待でき，感染症罹患の予防に役立つ可能性が考えられる。

3．オーバートレーニングの影響

　オープンウインドウ仮説で指摘されるように，マラソンなどの激しい運動後には免疫機能が一時的に低下する。そのため，激しい運動後には十分な休養と栄養をとり，疲労を回復することが肝要である。疲労の回復が十分でないにもかかわらず，激しい運動を繰り返すことによってオーバートレーニングにつながり，免疫機能が長期間にわたってさらに低下する。オーバートレーニング状態にある者における上気道感染症等の罹患リスクの上昇が確認されており，末梢血の NK 細胞や単球，さらには好中球数も低値を示す場合があるといわれている。またオーバートレーニングでは，唾液中の SIgA 濃度の減少もみられる。

4．運動とサイトカイン

　サイトカインは，様々な刺激により細胞から産生され，免疫応答や炎症反応等を調節する細胞間情報伝達物質である。サイトカインの 1 つであるインターロイキン（IL, interleukin）は，白血球の間で機能する物質である。特に，IL-6 は好中球の動員，抗体産生促進，糖・脂質代謝の調節など多彩な機能を有し，多機能性サイトカインとも呼ばれ，運動に伴い顕著に増加することが知られている（図 9-11）。

---

word　SIgA

分泌型の免疫グロブリン A のことであり，口腔粘膜免疫として重要な役割をもち，病原体が粘膜上皮に定着することを妨げる防御機構を担っている。

---

word　サイトカイン

サイトカインは免疫細胞のみならずあらゆる細胞で産生・分泌されることが明らかとされている。免疫応答や炎症反応に関わるサイトカインとして，IL-2，IL-12，インターフェロン α（IFN-α），IFN-γ などの免疫調節性サイトカイン，IL-1β，腫瘍壊死因子 α（TNF-α）などの炎症性サイトカイン，IL-4，IL-10 などの抗炎症性サイトカインが存在する。脂肪細胞で産生分泌されるサイトカインはアディポカイン（アディポサイトカイン），骨格筋で産生分泌されるサイトカインはマイオカインと呼ばれている。

> ### コラム　ストレスと免疫
>
> 　運動による生理的なストレスに対して，心理的なストレスがある。過度の心理的負担は，心理的ストレスを増やし，免疫機能を低下させる。心理的ストレスに対して NK 細胞は特に影響を受けやすい。その機序の1つとして，心理的ストレスを受けると脳下垂体前葉に刺激が入り，NK 細胞の活性を抑制するコルチゾールが副腎から分泌亢進するためであると考えられている。逆に，大笑いできるような楽しい番組を観て心理的に愉快になると，免疫機能は高まるといわれている。これは脳に快の刺激が入り，β-エンドルフィンが分泌され NK 細胞の機能を高めるためだとされている。そのため，生理的に適度な運動強度で，心理的に楽しく継続することが免疫機能を高めるためには重要である。激しい運動は免疫機能を低下させるが……それでは，もし激しい運動を"愉快"に続けることができたら，はたして免疫機能はどうなるのだろうか？

参 考 文 献

1) 矢田純一・高橋秀実　監訳，『イラストレイテッド免疫学』，丸善 (2009)．

2) 河本宏，『もっとよくわかる！免疫学』，羊土社 (2011)．

3) Woods JA, Davis JM, Smith JA, Nieman DC, Exercise and cellular innate immune function, *Med. Sci. Sports Exerc.*, 31 : 57-66, 1999.

4) Pedersen BK, Bruunsgaard H, How physical exercise influences the establishment of infections. *Sports Med.*, 19 : 393-400, 1995.

5) Nieman DC, Exercise, infection, and immunity. *Int. J. Sports Med. Suppl.*, 3 : S131-41, 1994.

6) Pedersen BK, Febbraio MA, Muscle as an endocrine organ : focus on muscle-derired interleukin-6. *Physiol. Rev.*, 88 : 1379-406, 2008.

7) Walsh NP, Glesson M, Shephard RJ, Glessen M, Woods JA, Bishop NC, Fleshner M, Green C, Pedersen BK, Hoffman-Goetz L, Rogers CJ, Norhoff H, Abbasi A, Simon P, Position statement, part 1 : immune function and exercise. *Exerc. Immunol. Rev.*, 17 : 6-63, 2011.

8) Gleeson M, Pyne DB, Special feature for the Olympics : effects of exercise on the immune system : exercise effects on mucosal immunity. *Immunol. Cell Biol.*, 78 : 536-44, 2000.

9) 宮村実晴　編，『新運動生理学』，真興交易医書出版部 (2001)．

10) R・B・クレイダー他（川原貴　監訳　河野一郎・辻秀一　訳），『スポーツのオーバートレーニング』，大修館書店 (2001)．

10 章

運動と体液

　単細胞生物の誕生から，多細胞生物である人間が繁栄し続ける現在まで，一貫して変わらないのは，細胞の内外を液体が満たしているという点である。この生体を構成する液体を体液といい，内的・外的環境変化に応じて，様々な生理反応を引き起こす舞台を提供している。

　10 章では，体液を構成する血液（の液体成分 ＝ 血漿）や細胞間を満たす間質液（組織液），さらには細胞内液の役割とそれらの調整方法について学び，合わせて体液調節系として機能する腎臓の働きについても学習する。また運動によって体液バランスはダイナミックに変動するものであり，急性的，あるいは慢性的な変化について理解を深める。

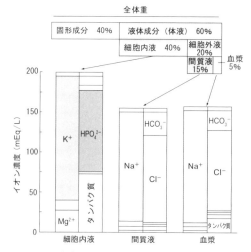

図 10-1　体液区分と各体液区分の主なイオン組成

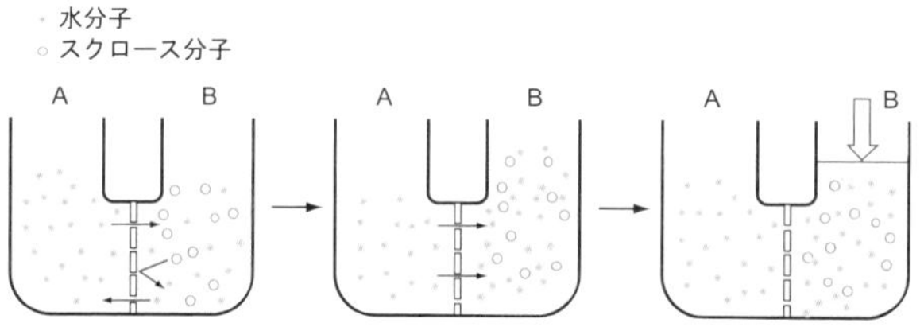

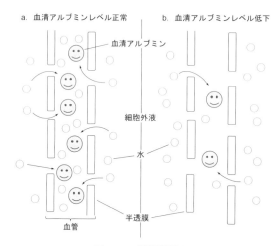

（1）半透膜を境に，Aに水，Bにスクロース溶液（ショ糖溶液）を入れる（半透膜は水分子のみを通す）
（2）2つの溶液濃度差を少なくするように，濃度の濃い方に水分子が移動する（浸透）
（3）半透膜を境に，溶液の体積に差が生じる
（4）上昇したBの液面に圧を加え，2つの溶液の液面の高さが一定になったときの圧力が「浸透圧」

図 10-2　浸透圧の原理

図 10-3　膠質浸透圧

表 10-1　水の出納バランス

摂取水分量（mL）		排泄水分量（mL）	
飲料水	1,200	尿	1,500
食物中の水	1,000	皮膚	600
代謝水	300	呼気	300
		糞便	100
合計	2,500		2,500

10-1　体　　液

1．体液と電解質

　細胞の内外に存在する液体を体液といい，体重の約60％に相当する（図10-1）。新生児でその割合が高く70％を超え，加齢と共に減少する。また男女差が存在し，女性で10％ほど少なく，体組成において脂肪が多いことに起因していると思われる。

　体液は細胞内液と細胞外液に分類され，後者は間質液（組織液）と血漿とに分けられる。体液には多くの電解質が溶けており，その組成は細胞内液と細胞外液で大きく異なる。細胞外液には陽イオンとしてNa^+，陰イオンとしてCl^-が多く，細胞内液にはそれぞれK^+とHPO_4^{2-}が多い。したがって細胞内にNa^+が流入しやすいため，生きている細胞ではナトリウムポンプによってNa^+を細胞外に汲み出し続けている。

2．浸　透　圧

　半透膜である細胞膜を境に異なる濃度の溶液をおくと，均一の濃度になろうとする力が働く。これを浸透圧という（図10-2）。血管壁は半透膜と考えられるため，血管内（血漿）と間質液の間で浸透圧が働き，水や物質のやり取りが行われる。その作用の中心はアルブミンなどによる膠質浸透圧である（図10-3）。肝臓疾患でアルブミン合成が低下したり，腎臓疾患によって尿中へのアルブミン排泄が亢進したりすると，血中アルブミン濃度が減少してむくみ（浮腫＝間質液の増大）が発生する。

3．体液の調節

（1）　水の出納バランス

　著しい発汗の無い快適環境では，水の摂取量と排泄量は一日2.5 Lでバランスがとれている（表10-1）。皮膚と呼気からは意識されることの無い水分の喪失（不感蒸散）が0.9 Lあり，老廃物処理のための不可避尿が約0.5 Lであるため，理論的には最低一日1.4 L程度の水を摂取しないと生きていけないことになる。

（2）　脱水と電解質異常

　脱水とは体液量が減少した状態を指す。また脱水によって電解質（主にNa^+）量に変化が生じる場合もあり，体液浸透圧の異常が発生する。

①　一次脱水　　主に水が失われる脱水で，高ナトリウム血症や浸透圧の上昇が顕著となる。認知症患者や乳幼児への水分補給が適切に行われなかった時などに生じる。口渇感が起こり，バソプレッシンの分泌が増大し尿量を減らして濃縮尿を作り，さらなる体液喪失を防ぐ。

②　混合性脱水　　Na^+喪失を伴う脱水で，細胞外液量の減少が観察

---

word　電解質

塩分や酸・アルカリのように水に溶けてイオンになる物質で，溶解すると電気を帯びて，プラスとマイナスに分かれる。例えば水に塩（NaCl）を溶かすと，Na^+とCl^-とに分かれる。グルコースは水に溶けるが，電気を帯びないので非電解質である。

word　イオン

原子が電気を帯びたものをイオンと呼び，正の電荷を持つものを陽イオン，負の電荷を持つものを陰イオンという。

word　ナトリウムポンプ

細胞内からNa^+を運び出し，同時に細胞内にK^+を取り込む細胞膜上にある輸送体（ナトリウム-カリウムポンプとも呼ばれる）。ATPの消費を伴う能動輸送を行うタンパク質で，一般に細胞の全消費エネルギーの約半分がナトリウムポンプの働きに充てられる。

word　半透膜

細胞膜はリン脂質を主成分に構成されており，本来，水や電解質を透過させにくい。しかし細胞膜表面には輸送体タンパク質が存在し，水や特定の電解質を透過させる働きを持つ。このように水やその他の溶質を透過させる膜を半透膜という。

word　膠質浸透圧

タンパク質による浸透圧のことでコロイド浸透圧ともいう。血漿タンパク質（アルブミンやグロブリンなど）は分子サイズが大きく，半透膜を透過できない。したがって異なるタンパク質濃度の溶液を，半透膜を隔てておいた場合，水分子が濃度の高い溶液へと移動して濃度差を無くすような力が発生する。これを膠質浸透圧といい，間質液から血漿へと水を引き込もうとする力を生み，両者間の物質移動に必須の働きをしている。タンパク質には水を引きつける力があるといえる。

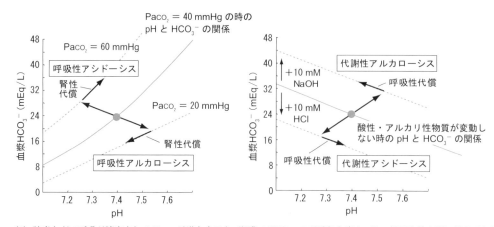

(1) 肺炎などで呼吸が障害されて $Paco_2$ が増大すると，腎臓で HCO_3^- の再吸収を高め pH の低下を最小限に抑える（呼吸性アシドーシス→腎性代償）

(2) 過呼吸などで換気が亢進されて $Paco_2$ が低下すると，腎臓で HCO_3^- の排出を増加し，さらに H^+ の排出を抑制して，pH の上昇を最小限に抑える（呼吸性アルカローシス→腎性代償）

(3) 腎不全による H^+ の排泄障害，糖尿病によるケトン体産生，激しい運動による乳酸生成等によって酸性物質が増えると，呼吸が促進されて $Paco_2$ を上昇させ，pH の低下を最小限に抑える（代謝性アシドーシス→呼吸性代償）

(4) 低カリウム血症（H^+ の細胞内への取り込み）や頻回の嘔吐で H^+ が減少して相対的にアルカリ性物質が増えると，呼吸が抑制されて $Paco_2$ を上昇させ，pHの上昇を最小限に抑える（代謝性アルカローシス→呼吸性代償）

図10-4   酸–塩基平衡の乱れに対する代償反応

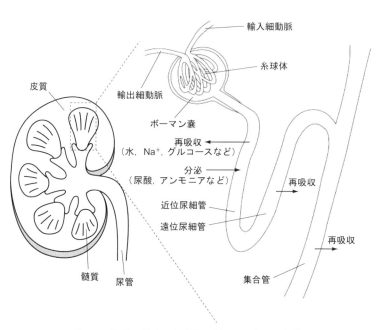

図10-5   腎臓の構造（糸球体，ボーマン嚢，尿細管）

される。嘔吐や下痢による脱水に相当する。水と Na^+ の喪失割合によって，体液浸透圧は高張/低張のいずれにも変化するが，細胞外液減少による血圧低下が副腎皮質からのアルドステロン分泌を刺激し，遠位尿細管から集合管における Na^+ 再吸収を促し，結果として水の再吸収も増加させる（図 10-6）。

4. 酸-塩基平衡 （図 10-4）

酸性・アルカリ（塩基）性の程度を示す指標に pH（0〜14）があり，血漿 pH は 7.4 に保たれている。血漿 pH は重炭酸イオン濃度（$[HCO_3^-]$）と動脈血 CO_2 分圧（$Paco_2$）によって，次の化学反応式で決定される。

$$H^+ + HCO_3^- \leftrightarrow H_2CO_3 \leftrightarrow H_2O + CO_2 \qquad\qquad A$$

$[HCO_3^-]$ は腎臓によって，$Paco_2$ は肺によって制御される。$[HCO_3^-]$ は正常値が 24 mM で，$Paco_2$ は 40 mmHg であるから，

$$[HCO_3^-]/(0.03 \times Paco_2) = 20 \qquad\qquad B$$

が成立する。B の右辺が 20 より小さい時は血漿 pH が酸性，大きい時はアルカリ性となる。体内に酸（H^+）が発生した場合，A を右方向に進め，呼吸により CO_2 排泄を促進して H^+ を処理し，B では酸性となり 20 以下になっていた値が $Paco_2$ の減少によって，20 に回復していく。

5. 腎臓による体液調節機能

腎臓は血液を濾過して，体内で生じた老廃物を体外に捨てる（排泄）役割を担う。また，体内の水や電解質の量とバランスを調節し，酸-塩基平衡を保つための中心的器官でもある。

血液を濾過するのは糸球体と呼ばれる毛細血管の塊で，血圧の力で濾液（原尿といい，約 160 L/日にも達する）が作られ，それをボーマン嚢が受け取って尿細管へ流す（図 10-5）。水や電解質などの小さな物質だけが濾過され，タンパク質（アルブミンなど）のように分子量が大きな成分は濾過されない。尿細管では大部分の水と必要な成分が再吸収され，一部の不要成分が分泌されて尿を形成する。最終的な尿は 1.5 L/日（成人）であり，濾液のほぼ 99% が再吸収される。ちなみに分時尿量は約 1.0 mL/分で，尿検査に必要な程度の尿量はすぐに生成される。

腎臓の体液浸透圧調節は，主に下垂体後葉から分泌されるバソプレッシンによる。血漿浸透圧が増大すると分泌亢進され，循環血液量の増加によって血圧が上昇すると分泌が抑制され，集合管における水の再吸収を加減して浸透圧と血圧を調節する。ここで浸透圧の維持は血圧コントロールよりも優先される。例えば塩分を摂取した場合，バソプレッシンの分泌亢進によって尿量が減り，飲水行動が促され，体液量が増大して浸透圧は維持されるものの，血圧は上昇する（体液量の減少は数日後に生じる）。

word **pH**
水素イオン指数。水素イオンの濃度 $[H^+]$ を次の式の n に相当する。$[H^+] = 10^{-n}$ [mol/L]。7 が中性で小さくなるほど酸性，大きくなるほどアルカリ性となる。血漿 pH は 7.35〜7.45 の範囲に厳格に制御され，体内の酵素のほとんどが pH 7.4 で最大活性を示す。pH が 7.35 未満の酸性側に傾いた状態をアシドーシス，7.45 より高いアルカリ性側に傾いた状態をアルカローシスと呼ぶ。それぞれ pH 変化の原因により，呼吸性と代謝性（呼吸性以外）に分類される。

word **糸球体**
ボウマン嚢に包まれた血液濾過の舞台で，毛細血管が糸玉のようになっており，血圧によって血液を濾過する。糸球体は極めて脆弱で，一度破壊される再生しないので，加齢と共に糸球体数は減少する。

word **尿細管**
濾液が流される管で，必要な成分（水，Na^+，グルコース，アミノ酸，ビタミンなど）を再吸収して血液中に戻したり，不要成分（尿酸，アンモニア，H^+ など）を分泌したりして尿の組成を調整する。糸球体に近いところから，近位尿細管，中間尿細管，遠位尿細管，集合管までを指し，最終的には膀胱に至る。

表10-2　運動時の理想的な水分補給方法

（1）	「のどの渇き」に応じた自由な飲水
（2）	補給間隔は15〜30分を目安に
（3）	1回の補給量は，200〜250 mL/回程度
（4）	温度は5〜15℃くらいに冷やしたもの
（5）	塩分を含むもの（0.1〜0.2%食塩水，Na$^+$濃度40〜80 mg/100 mL）
（6）	糖分（4〜8%）を添加したもの（吸収速度が向上）

（日本スポーツ協会，「スポーツ活動中の熱中症予防ガイドブック」を引用改変）

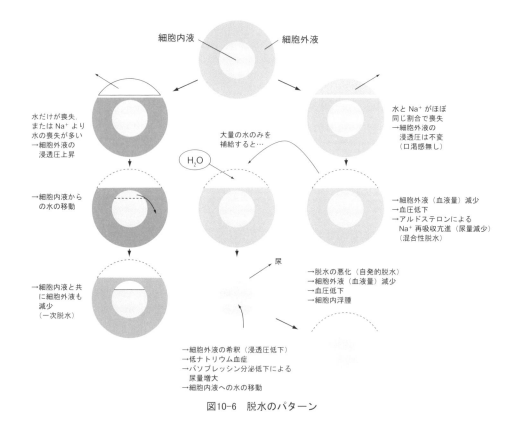

図10-6　脱水のパターン

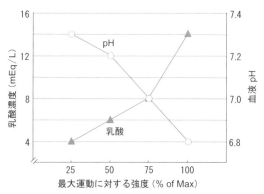

図10-7　運動時の血中乳酸濃度と血液pHの変化

10-2　運動と体液

1. 運動に対する体液調節機能の急性応答

(1) 脱　水

運動時の発汗によって著しい体液の喪失（初期体重の2%以上）が生じると，運動能力を低下させる要因になる。そのため適切な水分補給が必須となる。

通常，運動時の脱水は，Na^+ の排泄に比べて水の喪失割合が大きい高張性脱水である。細胞外液の電解質濃度が上昇して浸透圧が高まる。放置すると，細胞内液が吸い出されて細胞外液量を代償し，細胞自体の機能が円滑に働かなくなる。そこで下垂体後葉からバソプレッシンの分泌が亢進され，腎臓における水の再吸収を促進して尿量を減少させ，同時に口渇感を引き起こして飲水行動を促す。理想的な運動時の水分補給方法は，公益財団法人日本スポーツ協会が「スポーツ活動中の熱中症予防ガイドブック」の中で言及している（表10-2）。

注意しておきたいのは，大量発汗の際に水だけを補給し続ける行為である。細胞外液の Na^+ が希釈されて浸透圧が低下し，バソプレッシン分泌が抑制されて尿量が増す。その結果，循環血液量の低下によって血圧低下，腎機能障害や発汗による熱放散の抑制など，様々な悪循環を助長する事態に陥る危険性が高まる（自発的脱水）。また細胞外液に対して細胞内液が高張となるため，細胞内へ水が移動し，いわゆる細胞内浮腫を引き起こす（図10-6）。

(2) 酸-塩基平衡

激しい運動を行うと解糖系によるATP供給が促進され，イオン化すると酸の性質を示す乳酸の生成が進む。また長時間運動時には，中性脂肪が分解されて生じる遊離脂肪酸が主たるエネルギー源となるが，脂肪酸が酸化される際にやはり強酸であるケトン体を生じる。これらの物質によって血液pHが低下し，代謝性アシドーシスが生じる（図10-7）。これに対し生体は，過剰な H^+ を処理するために不随意的に呼吸（換気量）を増やし，CO_2 を積極的に体外に排出して代償しようとする（$H^+ + HCO_3^- \rightarrow H_2CO_3 \rightarrow CO_2 + H_2O$）。

運動による代謝性アシドーシス対策として，さらに随意的に呼出を強調した呼吸を行うと CO_2 の排出を高めることが有効と考えられている。

(3) 血液凝固と線維素溶解

一過性の運動によって血液凝固，および線維素溶解反応のいずれもが亢進する。前者は第Ⅷ因子の活性亢進がその中心的機序と考えられ，後者に関しては運動によって血管壁からのプラスミノゲンアクチベーター

word　高張性脱水
水と電解質の喪失パターンに関して，汗中に水と電解質（主に Na^+）が体液と同じ比率で失われる場合，脱水後の体液浸透圧は不変であり，このような脱水を「等張性脱水」という。しかし汗の中に，電解質に比べて水が多く排泄されるケースでは，脱水後の体液浸透圧は上昇し「高張性脱水」となる。また逆に，相対的に電解質の喪失量が大きい場合，「低張性脱水」という。

word　ケトン体
脂肪酸の酸化によってアセチルCoAが大量発生すると，肝臓で処理しきれずにケトン体（アセト酢酸，βヒドロキシ酪酸，アセトン）を生じる。ケトン体は肝臓以外の組織において，エネルギー源として利用されるが，過剰分がpHを酸性に傾け，アシドーシスを引き起こす（ケトアシドーシス）。

word　第Ⅷ因子
血液凝固因子の1つ。血液の凝固は Ca^{2+} の存在下で，血漿タンパクの一種である凝固因子が次々と活性化して生じる（カスケード反応）。正常では十数種類の凝固因子が作用して，最終的にはフィブリノゲンからフィブリンが形成され，網目状になったところに血球を絡み付けて血餅を形成する。

word　プラスミノゲンアクチベーター
フィブリンを溶解するプラスミンを生成するには，プラスミノゲンをプラスミンに変換しないといけない。この変換作用を触媒するのがプラスミノゲンアクチベーターである。組織から分泌される組織プラスミノゲンアクチベーター（t-PA）は，血栓溶解療法として心筋梗塞の治療などに盛んに用いられている。

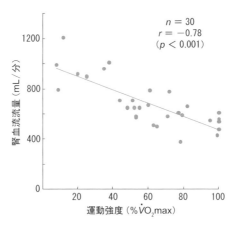

図10-8　運動強度と腎機能（腎血流量）の関係

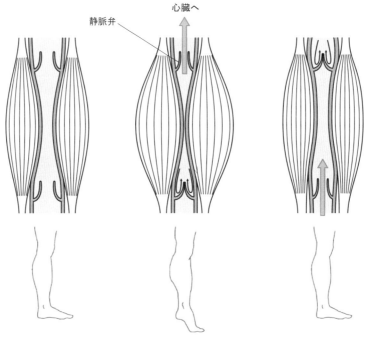

図10-9　静脈における筋ポンプ作用

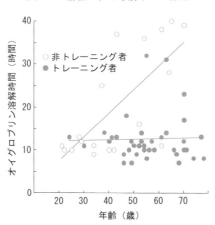

図10-10　運動トレーニングと線維素溶解能

放出が増大することに起因すると考えられている。いずれも運動に伴ってアドレナリン分泌が亢進することと関連していると示唆されているが，詳細は不明な点が多い。

（4）　腎　機　能

運動時には運動強度の増大に依存して，交感神経系活動が有意となってアドレナリンの分泌量が増すため，腎臓へ流入する血液量（腎血流量）が減少する。そのため運動時の糸球体濾過量は低下し，尿量も一過性に減少することが知られている（図 10-8）。尿性状に関して，pH は運動強度が高くなるほど大きく低下して酸性化し，尿タンパクも 80% $\dot{V}O_2$ max 以上の運動負荷によって尿中に出現するとされている。これは腎臓が一時的な虚血状態に曝されることに起因して，糸球体濾過膜の透過性が亢進し，タンパク質（主にアルブミン）が漏出した結果と考えられている。

（5）　浮腫（間質液の増加）

二足歩行をする人間は重力の影響を強く受け，下肢の血液が心臓に戻りにくく，下半身に体液（間質液）が貯留しやすい傾向にある。下肢の筋肉をリズミカルに収縮-弛緩させる軽運動を行うと，静脈弁を有した静脈が筋肉によって物理的に圧迫されて筋ポンプ作用が働くため，心臓に戻される血液（静脈還流）量が増加し，下半身の浮腫が改善される*（図 10-9）。

*4 章　運動と循環　参照。

2．運動トレーニングに対する体液調節機能の慢性適応

（1）　体液バランス

持久性トレーニングによって細胞外液量が増大することが知られている。そのメカニズムとして，肝臓におけるアルブミン合成促進などによる血漿量増加が関与していると考えられ，循環や体温調節機能を向上させ，持久的運動能力を亢進させると思われる。しかし一方で，身体活動による高血圧症の改善機序は，カリクレイン・キニン系等による Na^+ 利尿促進が，血漿量の減少と心拍出量の低下をもたらすことが主因とされている**。体液バランスに関する適応現象は，健常者と有疾患者とでは一致しない可能性もある。

**14 章　運動と疾病　14-3　高血圧　参照。

（2）　線維素溶解能

運動トレーニングによって血液凝固能に変化が認められるという報告はないが，線維素溶解能は亢進するとされている。一般に線維素溶解能は加齢に伴い減弱されると考えられており，運動トレーニングがそれを抑制し，血栓形成のリスクを低減する可能性がある（図 10-10）。

> ### コラム　ビールを飲むとなぜトイレが近くなるのか？
>
> 　お酒を飲むと頻繁にトイレに行きたくなる。多くの人が経験していることだろう。特にビールの場合，それが顕著である。なぜか？
>
> 　他のお酒と比較すると，ビールはアルコール濃度が低く飲める量も多いので，大量の水分摂取をすることと同じ意味を持つ。その結果，血漿浸透圧が低下して，下垂体後葉からのバソプレッシン分泌が抑制され，利尿が促進されるのである。さらにアルコールには，バソプレッシン分泌細胞（視床下部の室傍核と室傍核の神経細胞）の活動を直接抑制させる作用があるため，ビール飲用時には大量の尿が生成されることになる。
>
> 　サウナに入ったりスポーツをしたりして，シャワーで汗を流した後のビールは最高に美味しく，「至福のひととき」となるのだが，その爽快感とは裏腹に，脱水が助長される危険性があることを覚えておこう。ビールを飲んだ後は，スポーツドリンクなどで水分補給して寝るのが良さそうである。

参 考 文 献

1) 角田聡　編著，『健康・スポーツの生理学』，建帛社 (2006).

2) 伊藤朗　編著，『図説・運動生化学入門』，医歯薬出版 (1988).

3) 中野昭一　編著，『図説・運動の仕組みと応用』，医歯薬出版 (1985).

4) 坂井建雄・岡田隆夫，『解剖生理学』，医学書院 (2012).

5) 宮村実晴　編著，『運動生理学のニューエビデンス』，真興交易医書出版部 (2010).

6) 照井直人　編著，『はじめの一歩のイラスト生理学』，羊土社 (2007).

7) MacArdle WD, Katch FI, Katch VL, "Essentials of Exercise Physiology", Lippincott Williams & Wilkins (2000).

8) 公益財団法人日本スポーツ協会，スポーツ活動中の熱中症予防ガイドブック (2019).

運 動 と 骨

　骨粗鬆症は骨強度の低下を特徴とし，骨折のリスクが増大しやすくなる骨格疾患である。日本人女性における推計有病者数は 980 万人とされている。

　骨粗鬆症は痛みなどの自覚症状を伴わない場合も多く，本人が知らないうちに発症しているという特徴がある。大腿骨近位部（骨盤と接する部位）の骨強度が低下すると，転倒時に骨折の危険性が高まり，高齢者で骨折が発生すると寝たきりへと移行する可能性が高い。

　骨粗鬆症の予防には，子どもの頃から高齢期に至るまで，生涯にわたって運動習慣を保つことが重要である。

　11章では，骨粗鬆症を予防する上で重要な，骨の成分や構造，骨代謝，骨量減少の危険因子など生理学的知識について学ぶことから始める。続いて，運動の効果について着目し，骨の健康を維持・増進するためには，どのような運動が有効であるのか理解を深める。

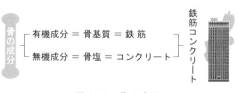

図 11-1   骨の成分

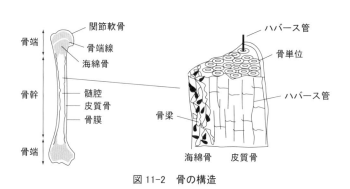

図 11-2   骨の構造

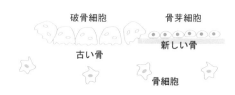

図 11-3   骨に存在する 3 種類の細胞

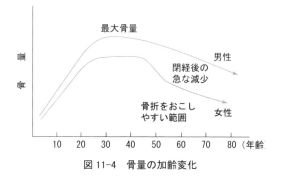

図 11-4   骨量の加齢変化

11-1　骨

成人では206個の骨があり，これらの連結によって骨格が形成される。骨は主に以下の4つの役割を担っている。

① 支持組織として体重や荷重を支える。② 脳や内臓諸器官を保護する。③ 赤色骨髄で血球を作る。④ 血液中のカルシウム濃度が低下した時には，骨内に貯蔵するカルシウムを溶出して血中濃度を上昇させる。

1．骨の成分（図11-1）

骨は有機成分が25％，無機成分が65％，残りが水分で構成されている。

有機成分　骨基質と呼ばれ，コラーゲンが大部分を占める。

無機成分　骨塩または骨ミネラルと呼ばれ，カルシウム，リン，水が結合したハイドロキシアパタイトで構成されている。

2．骨の構造

骨は皮質骨（緻密骨）と海綿骨で構成されている（図11-2）。

皮質骨は骨の外側に分布し，非常に硬い。骨単位と呼ばれる年輪状の基本構造が配列している。骨単位の中心にはハバース管が通り，中に血管が走行する。海綿骨は骨内部に網の目状に分布し，骨梁を構成している。骨梁は荷重を支える方向に走行する。骨梁の隙間には骨髄が分布しており，血球を作っている。

3．骨代謝

骨組織には，破骨細胞，骨芽細胞，骨細胞が存在している（図11-3）。

破骨細胞　酸やタンパク質分解酵素を分泌し，古い骨を溶かして破壊する（骨吸収）。

骨芽細胞　骨組織の表面にシート状に分布し，破骨細胞が骨を破壊した部分に新しい骨を作り出す（骨形成）。

骨細胞　ミネラルの輸送や骨芽・破骨細胞の機能を調節する。

骨組織では，常に破骨細胞による骨吸収と骨芽細胞による骨形成が行われ，新しい骨が作られている。これを骨代謝と呼ぶ。

4．骨量の加齢変化（図11-4）

骨量は10代の成長期に骨形成が骨吸収を上回るため急増し，20歳頃に最大骨量に達する。男女とも40歳代まで骨形成と骨吸収のバランスが保たれるため，骨量は維持される。それ以降，骨量は男性では加齢とともに緩やかに減少するのに対し，女性では50歳頃，閉経に伴いエストロゲンが低下すると骨吸収が亢進し，急速に減少する。閉経後の10年間では15～20％の骨量が失われる。一定の値まで減少すると骨粗鬆症*と診断される。閉経や加齢に伴う骨量減少は避けることができないため，骨粗鬆症予防には最大骨量を高めておくことが重要である。

word　支持組織
身体の各部・各器官をつなぎ合わせて支え，さらにいろいろな組織・細胞を結合する役割をもつ組織。

word　血液中のカルシウム濃度
8.7～9.7 mg/dL の一定範囲に保たれており，細胞の増殖，筋収縮の調整，血小板凝集などの重要な機能に関わっている。

word　コラーゲンと骨塩
骨の成分は鉄筋コンクリートにたとえることができ，コラーゲン（タンパク質）は鉄筋に，骨塩はコンクリートに相当する。

word　皮質骨（緻密骨）と海綿骨
皮質骨と海綿骨の構成比は骨によって異なる。海綿骨の比率が高い脊椎，大腿骨近位部，橈骨遠位部で骨折が発生しやすい。

word　骨量
骨基質と骨塩の総和が骨量である。しかし，骨基質の量を非侵襲的に身体の外から測定することは技術的に不可能であるため，骨の量的指標として，X線で測定可能な骨塩量が用いられる。骨密度とは，骨塩量を骨の面積あるいは体積で割った値である。

word　エストロゲン
女性ホルモンであるエストロゲンには骨形成を促進する作用と骨吸収を抑制する作用がある。エストロゲン分泌が止まると，骨形成は抑制され，骨吸収が進行する。

*14章　運動と疾病　14-10　骨粗鬆症　参照。

表 11-1　骨量減少の危険因子

コントロールできない因子	コントロール可能な因子
●加齢	●低体重
	●運動不足・身体活動の低下
●性別	●栄養不足
	カルシウム
●遺伝的因子	ビタミン D
	ビタミン K
●身体的因子	●喫煙・飲酒
遅い初経	●薬剤
早期閉経	●日光にあたらない

(藤原，2008 より引用改変)

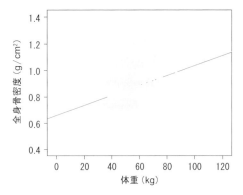

図 11-5　40 〜 89 歳までの女性における体重と全身骨密度との関係
(北川未発表データ，$n = 810$，$r = 0.314$，$P < 0.0001$)

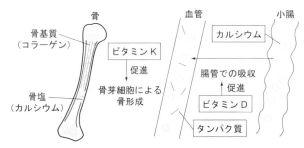

図 11-6　骨密度の維持・増加に必要な主要栄養素

表 11-2　性・年齢別のカルシウム推奨量 (mg/日)

年 齢	男 性	女 性
10〜11 (歳)	700	750
12〜14 (歳)	1,000	800
15〜17 (歳)	800	650
18〜29 (歳)	800	650
30〜49 (歳)	750	650
50〜74 (歳)	750	650
75以上 (歳)	700	600

(日本人の食事摂取基準 2020 年版より引用改変)

5. 骨量減少の危険因子

加齢，性別，遺伝など自分ではコントロールできない因子と運動不足や栄養不足などコントロール可能な因子に分類される（表11-1）。

（1） コントロールできない因子

① **加齢・性別**　加齢に伴い骨芽細胞の働きが弱くなり，骨形成が低下する。また，摂取したカルシウムの腸管での吸収能力が低下する。

女性は男性よりも体格が小さく骨の絶対量が少ない。さらに閉経に伴う骨量減少が加わるため，骨粗鬆症は女性に多く発症する。

② **遺伝的因子**　骨密度に対する遺伝の影響は70%程度と考えられている。骨粗鬆症の家族歴がある者は，ない者よりも骨密度が低い。しかし，遺伝的因子の関与は生涯一定ではなく，加齢とともに運動や栄養などのコントロール可能な因子の関与が増加すると考えられている。

③ **身体的因子**（遅い初経，早期閉経）　骨がエストロゲンに曝露されている期間が長いことは，骨密度の増加や維持に好条件である。初経発来が遅い者は最大骨量が低く，早期閉経した者（手術による閉経も含む）は骨密度が低い。

（2） コントロール可能な因子

① **低 体 重**　骨に体重による力学的負荷(メカニカルストレス)が常に加わると，負荷を支えるために骨の量は増加し，構造は強化される。逆に，痩せている（低体重）者では日常的に受ける負荷が小さいために骨密度が低値である（図11-5）。

② **運動不足・身体活動の低下**　体重を支えることと同様に，運動や身体活動によって，骨に曲げ荷重や衝撃荷重などのメカニカルストレスが加わると骨密度は増加する。逆に，これらのメカニカルストレスの低下は骨密度の低下を引き起こす。

③ **栄 養 不 足**　骨密度の維持・増加に必要な主要栄養素を図11-6に示す。カルシウム摂取量と骨密度との間には正の相関がある。成人女性のカルシウム推奨量は650 mg/日である（表11-2）。ビタミンDは腸管でのカルシウム吸収を促進し，ビタミンKは骨形成を促進する。

④ **喫煙・飲酒**　喫煙者や多量に飲酒する者では骨密度が低い。喫煙による腸管でのカルシウム吸収の低下やニコチンによる骨形成の抑制が考えられている。多量の飲酒は肝機能障害を引き起こし，肝臓でのビタミンD産生を低下させ，腸管でのカルシウム吸収も低下させる。

⑤ **薬 剤**　慢性関節リウマチ，喘息，アレルギー性疾患などの治療薬である副腎皮質ステロイドには，骨密度を低下させる副作用がある。

⑥ **日光にあたらない**　日光の紫外線を浴びると，ビタミンDは皮下脂肪中の7-デヒドロコレステロールから合成される。

---

word **骨量減少の危険因子**
骨粗鬆症の予防には，危険因子を理解し，コントロール可能な因子を制御するよう心がけることが重要である。

word **カルシウム推奨量**
日本人の平均値として，1日あたり尿中へ150〜200 mg，便中へ250〜350 mg，汗中へ20〜50 mg，合計で420〜600 mgのカルシウムが排泄される。したがって650 mgのカルシウムを摂取していれば，カルシウムの出納が負にならないという考えのもとに設定されている。積極的な骨粗鬆症予防には800 mg/日以上のカルシウム摂取が提案されている。

word **ビタミンD**
魚類，日光をあてたキノコ類（きくらげ，干し椎茸）などに多く含まれる。

word **ビタミンK**
納豆や緑黄色野菜に多く含まれる。

word **日光の紫外線**
日焼けをする必要はなく，20分間ほど，帽子をかぶって外出する，洗濯物を干す，木陰で過ごす程度で十分である。

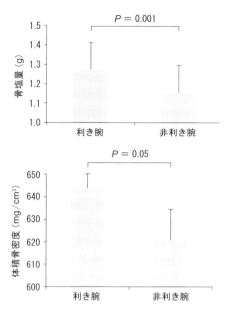

図 11-7　女子テニス選手の利き腕と非利き腕の骨塩量および体積骨密度
(Ducher, *et al.*, 2005 より引用改変)

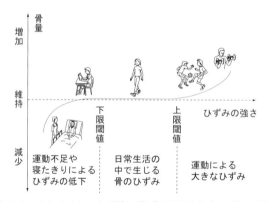

図 11-8　メカノスタット理論に基づく骨量変化とひずみの関係

表 11-3　宇宙飛行に伴う 1 ヶ月あたりの骨密度減少率

部位	人数	骨密度減少率（% / 月）		
		平均値	±	標準偏差
上肢	17	0.04	±	0.88
腰椎	18	1.06	±	0.63
大腿骨転子部	18	1.56	±	0.99

(LeBlanc, *et al.*, 2007 より引用改変)

11-2　運動と骨

　運動選手の骨密度は，運動習慣のない者よりも高いことが知られている。さらに，テニス選手の利き腕の骨塩量，および骨密度は，非利き手よりも高い（図 11-7）ことから，運動の効果は全身の骨で均一に現れるものではなく，負荷が加わった部位の骨密度が高くなる「部位特異性」がある。このような骨に対する運動の効果には ① 力学的負荷（メカニカルストレス）による骨形成亢進と骨吸収抑制，② 運動時の骨内血流増加によるカルシウム，タンパク質などの供給増加，③ 筋収縮力の増大に伴う，骨へのメカニカルストレスの増大，などが複合的に影響している。特にメカニカルストレスの影響は強力である。

1. メカニカルストレスと骨

　骨に荷重などのメカニカルストレスが加わると，その負荷に適応するために骨の量は増加し，構造も強化される（Wolff の法則）。

　メカニカルストレスに対する骨の適応は，骨細胞がひずみを感知することで行われている（メカノスタット理論，図 11-8）。すなわち，日常生活において骨が一定閾値内のひずみを感知している場合には，骨量は維持される。運動などによって閾値を上回るひずみを感知すると骨量は増加し，逆に，運動不足や寝たきりなどによってひずみが下限閾値に達しない場合には骨量は減少する。

2. 運動（メカニカルストレス）に対する骨の急性応答

　骨密度はメカニカルストレスを受けたときよりも，取り除かれたときに短期間で著しく減少する。その典型例が宇宙飛行や仰臥（ベッドレスト）による減少である。宇宙飛行では上肢（非荷重骨）の骨密度は変化しないが，大腿骨転子部（荷重骨）では 1.5％/月の骨密度減少率を示す（表 11-3）。これは骨粗鬆症の約 10 倍の速さに匹敵し，減少した骨密度が元の状態まで回復するには 3〜4 年間が必要である。そこで，近年の宇宙飛行士は飛行中も毎日 2 時間の運動を任務として行っている。

　また，健常男性を対象としたベッドレスト研究では，開始 1〜2 日後に骨吸収マーカーが上昇し始め，17 週間後には腰椎や大腿骨で 4％前後，踵骨で約 10％骨密度が減少する。このように，骨に対するメカニカルストレスの影響は鋭敏かつ強力であり，長期入院や寝たきり，脳卒中の後遺症による片麻痺が発生すると急速な骨密度の減少をもたらす。

　一方，骨はメカニカルストレスを受けたときにも速やかに応答する。20 歳代の女性がレジスタンストレーニングを行うと，骨形成マーカーは一過性運動直後に上昇し，8 週間のトレーニング後では非運動群よりも高値を示すとされている。

word　**ベッドレスト**
寝たきりによる安静が身体に及ぼす影響を探るため，実験的に健康な被験者に対し，ベッドで一定期間の仰臥生活を送らせて，その前後の各種生体機能の変化を比較する研究方法。実験期間は数日から 1 年に及ぶこともある。

word　**骨密度減少率**
1 ヶ月で 1.5％減少するため，6 ヶ月の宇宙滞在では 9％減少する。骨粗鬆症による大腿骨頚部骨密度の減少率（1 年間で約 1〜2％）と比較すると，宇宙飛行に伴う骨密度減少速度は極めて高いことが分かる。

word　**骨吸収マーカーと骨形成マーカー**
骨形成や骨吸収に特異的な酵素や蛋白は，骨から血液や尿中に流出するため，血中や尿中のこれらの物質濃度を測定すると，骨代謝を間接的に評価することができる。これらの物質は骨代謝マーカーと呼ばれ，骨形成を反映する骨形成マーカーと骨吸収を反映する骨吸収マーカーがある。

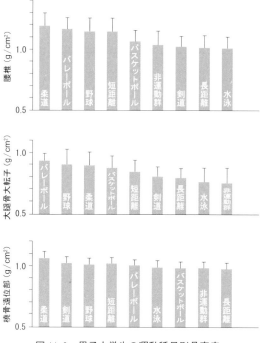

図 11-9　男子大学生の運動種目別骨密度
（藤井，2000 より引用改変）

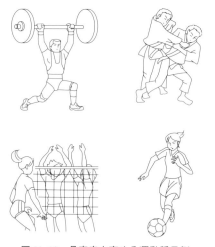

図 11-10　骨密度を高める運動種目例

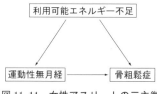

図 11-11　女性アスリートの三主徴

3. 運動（メカニカルストレス）に対する骨の慢性適応

運動選手の高い骨密度は，長期間のトレーニングの継続によって獲得されたものであり，骨の慢性適応を示している。

腰椎，大腿骨，橈骨の骨密度を運動種目別に比較した研究では，柔道，バレーボール，野球の選手は，どの部位においても骨密度が高い（図11-9）。柔道では相手を引っ張る，投げる，踏ん張るときに全身の筋肉が瞬間的に収縮して大きな力を発揮する。筋肉は骨に付着しているので，このような力は骨に対して曲げ荷重として作用する。また，バレーボール，野球ではジャンプして着地する動作やダッシュしてストップする動作が多い。これらの動作時，骨は地面から瞬間的に大きな衝撃荷重を受ける。骨密度の増加には，骨に対して瞬間的に曲げ荷重や衝撃荷重などの大きなメカニカルストレスが加わる運動が有効である（図11-10）。

一方，水泳選手の骨密度は，運動を行っていない者と同じレベルである。水中では浮力の影響で，骨に加わるメカニカルストレスが減るため，水泳の骨密度に対する効果は軽微である。

4. 女性アスリートの月経異常と骨密度の低下

女性アスリートには，激しい運動を行いながら，減量のために食事制限を行い，月経異常が生じている者も存在する。このような選手では骨密度が低下することがある。利用可能エネルギー不足，視床下部性無月経（運動性無月経），骨粗鬆症（骨密度低下）は，女性アスリートの三主徴（図11-11）と定義され，選手だけでなく指導者もその危険性を理解する必要がある。

栄養摂取の低下は以下の種目で起こりやすい。

① 新体操，バレエ，フィギアスケートなど，審美性を競う種目。
② 柔道やレスリングなど，体重階級制の種目。
③ マラソン，水泳，トライアスロンなど，運動による消費エネルギーが食事からの摂取エネルギーを上回ることがある種目。

栄養摂取が絶対的または相対的に低下し，身体が極限状態というべき状態に陥ると，体温維持や細胞維持などの生命維持に直接関わる機能が優先されるため，生殖や成長など緊急性を要さない機能が低下する。

月経は視床下部-下垂体-卵巣系のはたらきによって調節されている。栄養摂取が不足した状態が続くと，一連のはたらきが低下し，卵巣からの周期的なエストロゲンやプロゲステロンの分泌が阻害され無月経が生じる。無月経が続くと骨密度が低下し，疲労骨折を誘発して競技の継続を妨げるだけでなく，将来の骨粗鬆症リスクが高まる。

月経異常をもたらす目安として，体脂肪率10%が考えられている。

---

word　女性アスリートの三主徴

継続的な激しい運動トレーニングが誘因となり，それぞれの発症が関連して生じる女子選手にとって重要な問題である。「利用可能エネルギー不足」は，食事による摂取エネルギーから運動による消費エネルギー量を引いた残りを指す。「運動性無月経」は続発性無月経（これまであった月経が3ヶ月以上停止した状態）のうち運動に起因すると思われるものである。利用可能エネルギー不足のほか，精神的なストレス（試合や周囲の期待に対するプレッシャー等）なども影響すると考えられる。

---

word　視床下部-下垂体-卵巣系

女性ホルモン（エストロゲン・プロゲステロン）の分泌は，上位の視床下部や下垂体からの階層的支配によって行われる。

視床下部
　性腺刺激ホルモン
　放出ホルモン
下垂体前葉
　黄体形成ホルモン
　卵胞刺激ホルモン
卵巣
　エストロゲン
　プロゲステロン
標的器官

コラム　大腿骨近位部骨折の発生は「西高東低」

　2015年における都道府県別の大腿骨近位部骨折発生率（人口10万人当たり）の論文が発表された（Tamaki et al., Osteoporos Int. 2019）。

　40歳以上の女性における発生率の全国平均値を100とすると，上位は兵庫（120），和歌山（118），沖縄（118），下位は秋田（65），青森（68），岩手（68）であり，上位と下位では2倍近くの差が認められた。日本地図を俯瞰すると，発生率は西日本で高く，東日本で低い「西高東低」であることが分かる。

　なぜこのような傾向が見られるのであろうか？北海道や東北などの北国では冬の雪道で滑って転倒・骨折がイメージされるが，これらの地域の発生率は逆に低い。論文中ではカルシウム摂取量の多少に着目し，都道府県別の牛乳消費量と発生率との関係を調べたが，関係は認められなかった。そこで研究チームは納豆の都道府県別消費量が西高東低であること，習慣的な納豆摂取は骨密度低下を抑制する先行研究があることに着目し，発生率に関わる有力な候補者としてビタミンKを豊富に含む納豆を指摘している。今後詳細な研究が望まれるが，もし納豆にこのような骨折予防効果があるのなら，「納豆恐るべし」。

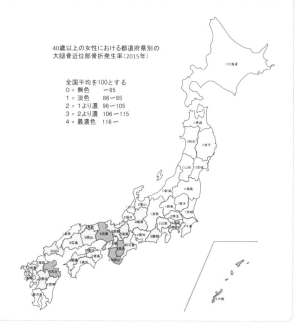

40歳以上の女性における都道府県別の
大腿骨近位部骨折発生率（2015年）

全国平均を100とする
0 = 無色　　　〜85
1 = 淡色　　86〜95
2 = 1より濃　96〜105
3 = 2より濃　106〜115
4 = 最濃色　116〜

参 考 文 献

1）厚生労働省，日本人の食事摂取基準（2020年版）（2020）.

2）Baecker N, Tomic A, Mika C, Gotzmann A, Platen P, Gerzer R, Heer M, Bone resorption is induced on the second day of bed rest : results of a controlled crossover trial. *J. Appl. Physiol.*, 95 : 977-82, 2003.

3）Leblanc AD, Schneider V, Evans HJ, Engelbretson DA, Krebs JM, Bone mineral loss and recovery after 17 weeks of bed rest. *J. Bone Miner. Res.*, 5 : 843-50, 1990.

4）鈴木なつ未・相澤勝治・銘苅瑛子・朱美賢・村井文江・向井直樹・目崎登，月経周期における一過性レジスタンス運動時の骨代謝応答．体力科学，56 : 215-22, 2007.

5）Lester ME, Urso ML, Evans RK, Pierce JR, Spiering BA, Maresh CM, Hatfield DL, Kraemer WJ. Nindl BC, Influence of exercise mode and osteogenic index on bone biomarker responses during short-term physical training. *Bone*, 45 : 768-76, 2009.

6）Nattiv A, Loucks AB, Manore MM, Sanborn CF, Sundgot-Borgen J, Warren MP, The female athlete triad. *Med. Sci. Sports Exerc.*, 39 : 1867-82, 2007.

7）Wade GN, Schneider JE, Li HY, Control of fertility by metabolic cues. *Am. J. Physiol.*, 270, E1-E19, 1996.

8）藤原佐枝子，骨減少および骨折の危険因子．臨床スポーツ医学，25 : 235-9, 2008.

9）Ducher G, Courteox D, Même S, Magni C, Viala JF, Benhamou CL, Bone geometry in response to long-term tennis playing and its relationship with muscle volime : a quantitative magnetic resonance imaging study in tennis players. *Bone*, 37 : 457-66, 2005.

10）LeBlanc AD, Spector ER, Evans HJ, Sibonga JD, Skeletal responses to space flight and the bed rest analog : a review. *J. Musculoskelet. Neuronal Interact.*, 7 : 33-47, 2007.

11）藤井載樹，スポーツ活動がピークボーンマスに与える影響，CLINICAL CALCIUM, 10 : 528-34, 2000.

12章

運動と栄養・代謝

　我々は食事により栄養素を体内に取り入れて，代謝することで生命を維持している。エネルギー源になる糖質，脂質，タンパク質は三大栄養素，ビタミン，ミネラルは微量栄養素と呼ばれ，これら5つの栄養素を五大栄養素という。

　12章ではまず各種栄養素の役割や代謝機構について理解を深める。運動生理学の項では，主に運動や運動トレーニングによる三大栄養素の代謝機構の変化，そして運動時の各種栄養素摂取の影響について学ぶ。

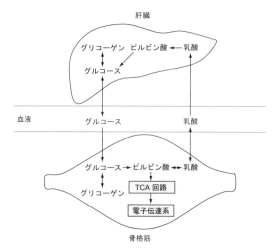

図 12-1　糖質代謝

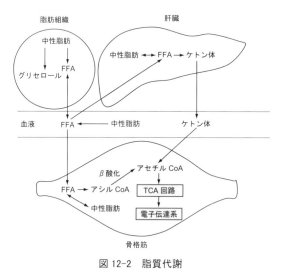

図 12-2　脂質代謝

表 12-1　不可欠アミノ酸と可決アミノ酸

不可欠アミノ酸 （9 種類）	可欠アミノ酸 （11 種類）
ロイシン※	アスパラギン
イソロイシン※	アスパラギン酸
バリン※	アラニン
スレオニン	アルギニン
トリプトファン	グリシン
ヒスチジン	グルタミン
フェニルアラニン	グルタミン酸
メチオニン	システイン
リジン	セリン
	チロシン
	プロリン

※分岐鎖アミノ酸

12-1　栄養・代謝

1．糖　　質

　糖質は，単糖類（グルコース，フルクトースなど），二糖類（スクロース，ラクトースなど），多糖類（デンプン，グリコーゲンなど）に分類される。生体内において糖質は，グリコーゲンとして肝臓，および筋肉に貯蔵される。また，全身の細胞に糖質を運ぶため，グルコース（ブドウ糖）という形で血中を循環し，この血液中のグルコース濃度のことを血糖値という。食事などで血糖値が上昇した際には，グルコースはインスリンの働きにより主に肝臓，筋肉に取り込まれ，血糖値は低下する。一方で，空腹時には，アドレナリン，グルカゴン，コルチゾールなどの働きにより肝臓グリコーゲンが分解され，グルコースが血中に放出されて血糖値が維持される（図 12-1）。糖質は，体内で 1 g あたり約 4 kcal に相当するエネルギーとなり，解糖系，TCA 回路，電子伝達系*により代謝され ATP の産生に用いられる。

2．脂　　質

　脂質には，単純脂質（中性脂肪など）と複合脂質（リン脂質，糖脂質など）がある。エネルギー源として使用されるのは中性脂肪でグリセロールと脂肪酸で構成される。中性脂肪は 1 g あたり約 9 kcal のエネルギーに相当し，エネルギー源として非常に優れている。食事によって摂取した中性脂肪は，グリセロールと脂肪酸に分解されて吸収される。吸収された脂肪は，皮下脂肪，内臓脂肪，骨格筋などで再び中性脂肪の形で蓄積される。リポタンパクリパーゼ（LPL, lipoprotein lipase）やホルモン感受性リパーゼ（HSL, hormone-sensitive lipase）が活性化されると中性脂肪はグリセロールと遊離脂肪酸（FFA, free fatty acid）に分解され，この FFA は骨格筋などで代謝され ATP 産生の直接的なエネルギー源として供給される（図 12-2）。

3．タンパク質

　タンパク質は，20 種類のアミノ酸が多数結合した高分子化合物である。アミノ酸のうち，体内で合成できない，あるいは合成されてもそれが必要量に達しないアミノ酸のことを不可欠アミノ酸という（表 12-1）。タンパク質は，アミノ酸やアミノ酸が数個結合したペプチドまで消化・吸収され，各組織に輸送され用途に応じて利用される。タンパク質は 1 g あたり約 4 kcal のエネルギーに相当し，飢餓などの低栄養状態や長時間の運動時などの際には，タンパク質の分解により生じたアミノ酸自身が ATP 産生のためのエネルギー源として利用されたり，糖新生によりグルコースに変換されたりする。エネルギー源として利用される場合，

*5 章　運動とエネルギー代謝参照。

word　糖質
生体における糖質の貯蔵量は肝臓では約 100 g，筋肉では約 250 g であり，体格や食事内容などにより貯蔵量は異なる。

word　肝臓グリコーゲン
骨格筋には，グリコーゲンの分解によって生じるグルコース-6-リン酸を脱リン化してグルコースに変換する酵素が存在しない。そのため，肝臓のグリコーゲンは血中へのグルコース供給源として重要である。

word　中性脂肪
トリグリセリド（TG, triglyceride）と呼ばれる。

word　LPL・HSL
血中の中性脂肪は，骨格筋，脂肪組織などの毛細血管内壁に存在する LPL の作用によって分解される。脂肪細胞等に貯蔵されている中性脂肪は HSL の作用によって分解され FFA を放出している。

word　遊離脂肪酸
血中遊離脂肪酸の骨格筋内への取り込みはこれまで，受動拡散により行われていると考えられてきたが，グルコースの取り込みと同様に取り込みを促進するタンパク質の存在が明らかにされている。

word　不可欠アミノ酸
9 種類が不可欠アミノ酸である。必須アミノ酸とも呼ぶが，他の生体内で十分に合成できる 11 種類のアミノ酸を非必須アミノ酸と称すると，摂取の必要がないアミノ酸と誤解される可能性がある。そのため，不可欠アミノ酸と可欠アミノ酸と表現することが多くなっている。

word　糖新生
タンパク質（アミノ酸），脂質，乳酸からグルコースを生成する過程のことである。絶食中や運動中におけるアミノ酸による糖新生の基質としてはアラニンが重要である。グルコース-アラニン回路と呼ばれ，筋内でピルビン酸にアミノ基が転移され生成されたアラニンが肝臓でグルコースに変換され，そのグルコースが再び筋内で利用されるという回路である。

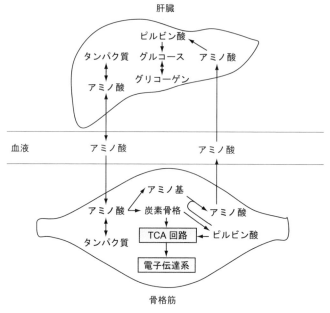

図 12-3　タンパク質代謝

表 12-2　ビタミンと機能

ビタミン名		主な機能
水溶性ビタミン	ビタミンB₁	糖代謝
	ビタミンB₂	糖代謝，視覚，皮膚
	ビタミンB₆	タンパク質代謝
	ビタミンB₁₂	赤血球合成
	ビタミンC	抗酸化作用，コラーゲン合成，鉄の吸収
	ナイアシン	糖・脂質代謝
	葉酸	タンパク質代謝，核酸合成
	パントテン酸	コエンザイムAの構成成分
	ビオチン	糖・脂質代謝
脂溶性ビタミン	ビタミンA	視覚機能，成長・発育
	ビタミンD	カルシウム代謝
	ビタミンE	抗酸化作用，細胞膜の保護
	ビタミンK	骨形成，血液凝固

表 12-3　代表的なミネラルと機能

ミネラル名	主な機能
ナトリウム（Na）	浸透圧調節
カリウム（K）	浸透圧調節
カルシウム（Ca）	骨の構成成分
リン（P）	骨の構成成分
マグネシウム（Mg）	骨の構成成分
鉄（Fe）	ヘモグロビン，ミオグロビンの構成成分
銅（Cu）	抗酸化酵素の構成成分
セレン（Se）	抗酸化酵素の構成成分

アミノ酸からアミノ基が除去（脱アミノ反応）された炭素骨格が糖質や脂質と同様に TCA 回路にて代謝される（図 12-3）。脱アミノ反応によりアンモニアが生じるが，肝臓で尿素に合成され尿中に排泄される。

4．ビタミン

ビタミンは，生体内の様々な代謝調節にとって必要不可欠な役割を担っており，ビタミン B 群，C などの水溶性ビタミン，ビタミン A，D，E，K といった脂溶性ビタミンに大別できる（表 12-2）。ビタミンのほとんどは生体内で合成できないため，体外から摂取する必要がある。脂溶性ビタミンは体内に蓄えることが可能であるが，水溶性ビタミンは過剰分が尿中へ排泄されるため体内に蓄えることはできない。そのため，脂溶性ビタミンは特に過剰摂取による弊害に注意し，水溶性ビタミンは日常的に摂取不足に陥らないようにする必要がある。

5．ミ ネ ラ ル

ミネラルは，生体を構成する主要元素である酸素，水素，炭素，窒素を除く元素の総称であり，代表的なものとしてナトリウム，カリウム，マグネシウム，カルシウム，鉄といったものがあげられる（表 12-3）。ナトリウムやカリウムは浸透圧調節に関与している。マグネシウムやカルシウムは骨や歯を構成する成分として重要な役割を担っているだけでなく，筋収縮，神経伝達などにも関わっている。鉄はヘモグロビンやミオグロビンなど酸素運搬に関わる構成成分として知られている。

6．エネルギー代謝

エネルギー摂取量がエネルギー消費量を上回れば，体重増加や肥満に繋がり，逆に下回れば体重減少や骨格筋萎縮を招く。エネルギー消費量は各種エネルギー代謝量の総和によって表される。エネルギー代謝は通常，基礎代謝，睡眠代謝，安静時代謝，特異動的作用，および活動代謝に分けられる。

基礎代謝とは生きていく上で必要な覚醒時の最低のエネルギー代謝のことである。睡眠時代謝は基礎代謝より若干低いとされてきたが，最近ではほぼ同等であると考えられている。安静時代謝は，空腹ではない状態で椅子に座っている時のエネルギー代謝であり，一般に基礎代謝より20％程度高いとされる。食事によって代謝量は増加する。これは特異動的作用（SDA, specific dynamic action）*，また食事誘発性熱産生（DIT, diet induced thermogenesis）と呼ばれている。運動時や労働時にもエネルギー代謝は亢進するが，このときの代謝を活動代謝という。活動代謝量を表す指標として，動作強度，メッツ（METs, metabolic equivalents），エネルギー代謝率（RMR, relative metabolic rate）などがある。

*6章　運動と体温　参照。

> **word**　動作強度，メッツ，
> エネルギー代謝率
> 動作強度（Af, activity factor）は活動をした際に消費する総エネルギー量が基礎代謝の何倍にあたるかを示す指標である。メッツは活動をした際に消費する総エネルギー量が安静時代謝の何倍にあたるかを示す指標である。エネルギー代謝率は，基礎代謝量に対する活動に必要なエネルギー消費量の比で表すもので，日本独自の指標である。

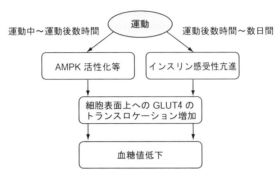

図 12-4　運動による糖取り込み亢進

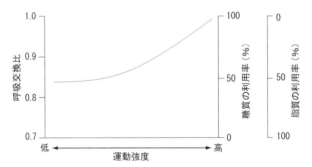

図 12-5　運動強度に対する糖質と脂質の利用率の変化

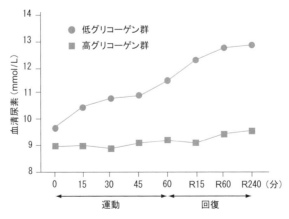

図 12-6　運動による血中尿素濃度変化に対するグリコーゲン貯蔵量の影響
（Lemon and Mullin, 1980 より引用改変）

12-2　運動と栄養・代謝

1．運動に対する栄養素の代謝機能の急性応答

（1）　糖質代謝

運動時には交感神経活動亢進やホルモン分泌の変化などにより，肝臓におけるグリコーゲン分解が亢進し，血中へのグルコースの放出が増加する。骨格筋では，筋グリコーゲンの分解と共に，糖輸送担体がインスリン非依存的に筋細胞膜表面に移行して血中のグルコースを取り込み，ATP の産生に利用している。この運動によるインスリン非依存的な筋での糖取り込みの亢進は運動後数時間持続し，さらに運動後数日程度はインスリン感受性も上昇する（図 12-4）。

（2）　脂質代謝

運動に利用される脂質は骨格筋内の中性脂肪や脂肪組織から放出される FFA である。運動時は主に糖質と脂質がエネルギー源として利用されるが，この糖質と脂質の利用率は運動強度によって異なり，呼吸交換比から推定することができる。低強度の運動時は，脂質代謝に依存しており，強度の高まりとともに糖質の利用率が上昇する（図 12-5）。また，同一強度の運動時でも，運動の継続時間によって利用率は変化し，長時間になるほど脂質代謝の寄与率が大きくなる。

（3）　タンパク質・アミノ酸代謝

運動時には，生体の構成成分であるタンパク質の分解が亢進し，運動後には合成が亢進する。運動時のエネルギー源としての筋タンパク由来のアミノ酸利用は，運動の強度や継続時間，体内のグリコーゲン貯蔵量などによって異なる。特に体内のグリコーゲン貯蔵量が少ない条件では，タンパク質分解，およびアミノ酸利用が促進することを示す血中尿素レベルが上昇する（図 12-6）。アミノ酸の炭素骨格は直接のエネルギー源になるが，筋肉においては 20 種類すべてのアミノ酸が酸化されるわけではない。筋肉において酸化されるアミノ酸は，分岐鎖アミノ酸（BCAA, branched-chain amino acid），そしてアラニン，グルタミン酸，アスパラギン酸である。

（4）　糖質摂取の影響

運動によるインスリン非依存的な筋への糖取り込みは，運動中から亢進して運動後数時間持続するため，運動直後の糖質摂取は筋グリコーゲン回復を促進し，疲労からの早期回復に繋がる（図 12-7）。またクエン酸を同時に摂取することで筋グリコーゲンの回復が早まることも報告されている。

主に糖が利用される強度での運動では肝臓や骨格筋のグリコーゲンは徐々に減少する（図 12-8）。ATP 供給源である筋グリコーゲンの枯渇は，

word　糖輸送担体
グルコーストランスポーター（GLUT, glucose transporter）のことであり，糖輸送に関わるタンパクである。骨格筋には血液中から骨格筋内へのグルコースの輸送を担う GLUT4 が存在する。インスリンが作用した際には，この GLUT4 が筋細胞膜表面に移動し，細胞外から細胞内へとグルコースを取り込む。この移動のことをトランスロケーションという。運動時には，インスリンを介した経路とは別に，インスリン非依存的に GLUT4 を膜表面にトランスロケートし，糖取り込みを増加させる。
14 章　運動と疾病　14-2　糖尿病　参照。

word　インスリン感受性
インスリン感受性とは，ある濃度のインスリンが引き起こす生理作用の程度のことである。運動はインスリン非依存的な糖輸送の促進に加え，インスリン依存的な糖輸送を増強する作用もある。これはインスリン刺激に対してより多くの GLUT4 が細胞膜表面にトランスロケーションするためであると考えられている。

word　呼吸交換比
呼吸交換比は摂取した酸素量に対する排泄された二酸化炭素量の比のことであり，呼吸商（RQ, respiratory quotient）とも呼ばれる。この値は，エネルギー源として使用される糖質と脂質の比率によって変化し，理論的には糖質だけが用いられた際には 1.0 に，脂質だけが用いられた場合には約 0.7 になる。正確な呼吸商を求める場合には，タンパク質由来のエネルギーを考慮しなければならないが，短時間の測定では呼吸交換比と差はないとされている。

word　分岐鎖アミノ酸
不可欠アミノ酸の内，バリン，ロイシン，イソロイシンのことであり，いずれのアミノ酸も炭素鎖が分岐する特徴を有している。

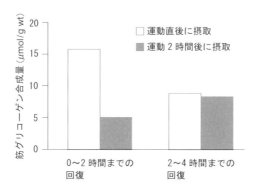

図 12-7　運動後の糖質摂取タイミングと筋グリコーゲンの回復
（Ivy, *et al.*, 1988 より引用改変）

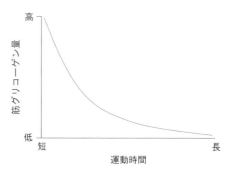

図 12-8　運動に伴う筋グリコーゲンの変化

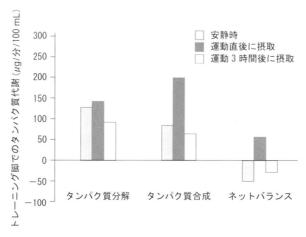

図 12-9　運動後のタンパク質の摂取タイミングとタンパク質動態
（Levenhagen, *et al.*, 2001 より引用改変）

※投与内容はタンパク質と糖質の混合物

末梢性疲労の原因となる。そこで，運動前にあらかじめ肝臓や骨格筋の
グリコーゲン貯蔵量を増やすことで，グリコーゲン枯渇までの時間延長
を目指すグリコーゲンローディングが実施されている。また，血糖値の
低下が中枢性疲労に影響することも指摘されており，運動中における糖
質摂取も疲労予防のために重要であると考えられる。

（5）　タンパク質・アミノ酸摂取の影響

運動前の BCAA 摂取は，筋タンパク質の分解抑制，筋損傷や遅発性
筋肉痛の軽減や疲労予防に繋がると報告されている。

運動後には筋タンパク質の合成が高まるため，一般的に運動を行う際
にはタンパク質の必要量が増加すると考えられており，運動選手では一
般人の約 2 倍のタンパク質摂取が推奨されている。また，タンパク質を
摂取する際には，出来る限り運動後速やかに摂取し，糖質との同時摂取
が筋タンパク質合成に効果的であるとされている（図 12-9）。アミノ酸
摂取もタンパク質摂取と同様の効果があることが知られている。

（6）　ビタミン摂取の影響

運動時にはエネルギー代謝が亢進するため，ビタミンの必要量が増加
する。激しい運動を行う際には，特にビタミン B 群，C などの水溶性
ビタミンの摂取に心がける必要がある。また，タンパク質合成に関与す
るビタミンもあるため，骨格筋肥大を目的とした運動トレーニングを実
施する際には不足しないようにすることも大切である。ビタミンの中に
はビタミン C や E のように抗酸化作用を有するものが存在し，それら
の摂取によって運動による過剰な酸化ストレス* を軽減できる。ビタミ
ン D や K は骨づくりを促進するという点で重要である。

（7）　ミネラル摂取の影響

多くのミネラルは通常の食事によって供給され不足することはない
が，運動により消費が高まり必要量が増すこともある。運動との関わり
で特に注目されているミネラルとして，骨代謝に関わるカルシウムやリ
ン，酸素運搬能や運動性貧血に関わる鉄，浸透圧調節に関係するナトリ
ウムやカリウム，抗酸化機能に関わるセレンや銅などがあげられる。

2．運動トレーニングに対する栄養素の代謝機能の慢性適応

糖質代謝に関して，持久的トレーニングにより，骨格筋における脂質
の代謝能力が高まり，運動中のグリコーゲン利用を節約することが可能
になる。また，筋グリコーゲンの貯蔵量も増加するため，持久的な運動
能力が向上する。持久的トレーニングは活動筋における GLUT4 タンパ
ク質量を増加させ，グルコースの取り込み能力も増大させる。さらに脂
質代謝に関しては，持久的トレーニングは脂肪細胞からの FFA 動員，骨
格筋への FFA 取り込みや酸化亢進をもたらす。またトレーニングにより
ミトコンドリアへの FFA 取り込みや β-酸化に関わる酵素活性が増大する。

---

word　筋グリコーゲンの枯渇

グリコーゲンの消費は運動強度が
高いほど早く，最大酸素摂取量の
85％に相当する運動では約 1 時間
程度で筋グリコーゲンが枯渇す
る。

word　末梢性疲労

末梢性疲労とは，骨格筋のエネル
ギー源の枯渇，疲労物質などの蓄
積など筋線維そのものの働きが低
下することによって生じる疲労の
ことである。

word　グリコーゲンローディング

カーボローディングとも呼ばれ，
肝臓，および骨格筋のグリコーゲ
ン量を増やす方法である。運動に
より一度グリコーゲンを減少させ
た後，糖質を豊富に含む食事を数
日間摂らせるといった方法など，
実施方法はいくつか提唱されてい
る。

word　中枢性疲労

中枢性疲労とは，大脳の活動水準
の低下や神経伝達物質の減少など
の大脳の働きの低下によって引き
起こされる疲労である。

word　遅発性筋肉痛

運動後 24～48 時間に現れる筋肉
の痛みのことであり，一般的に筋
肉痛と呼ばれている。伸張性収縮
を伴う動作をした際に顕著に生じ
ることが知られている。

word　タンパク質摂取

一般成人のタンパク質所要量は体
重 1 kg あたり約 1 g であり，運動
選手では 1.8～2.0 g とする報告も
ある。糖質を同時に摂取すること
でインスリンの分泌が高まり，イ
ンスリンの持つタンパク同化作用
により筋肥大の効果が高まると考
えられている。

*13 章　運動と酸化ストレス参照。

> **コラム　エルゴジェニックエイド**
>
> 　サプリメントは，スポーツ競技者のみならず健康志向の高まりの中，一般的にも使用されている。その中でもスポーツ競技者に高い関心があるのはエルゴジェニックエイド，つまり運動能力やパフォーマンスを高めることが「期待される」物質や成分である。エルゴジェニックエイドとして候補に挙げられるものとしては，クレアチン，カフェイン，重炭酸ナトリウムなどがある。しかしながら，エルゴジェニックエイドを含めサプリメントは，安全性や効果の科学的根拠の問題，ドーピングの関係などからその利用は「自己責任」となる。サプリメントは「補助」を意味するものであり，スポーツ競技者としての基本はバランスの取れた食事，そして日々の練習やトレーニングの実施ということを忘れてはならない。

参 考 文 献

1) 芳賀脩光・大野秀樹・駒林隆夫・長澤純一，『からだづくりのための栄養と運動』，ナップ（2011）.

2) 勝田茂　編著，『運動生理学20講（第2版)』，朝倉書店（2000）.

3) 下村吉治，『スポーツと健康の栄養学（第3版)』，ナップ（2010）.

4) 山田茂・福永哲夫　編著，『生化学，生理学からみた骨格筋に対するトレーニング効果（第2版)』，ナップ（2003）.

5) 井澤鉄也　編，『運動とホルモン』，ナップ（2001）.

6) 樋口満　編著，『新版コンディショニングのスポーツ栄養学』，市村出版（2007）.

7) 伏木亨　編，『運動と栄養と食品』，朝倉書店（2006）.

8) 高松薫・山田哲雄　編，『運動生理・栄養学（第2版)』，建帛社（2007）.

9) 安部孝　編，『トレーニング科学　最新エビデンス』，講談社（2008）.

10) 宮村実晴　編，『運動生理学のニューエビデンス』，新興交易医書出版部（2010）.

11) 寺田新，『スポーツ栄養学』，東京大学出版（2017）.

12) Lemon PW, Mullin JP, Effect of initial muscle glycogen levels on protein catabolism during exercise. *J. Appl. Physiol.*, 48 : 624–9, 1980.

13) Ivy JL, Katz AL, Cutler CL, Sheman WM, Coyle EF, Muscle glycogen synthesis after exercise : effect of time of carbohydrate ingestion. *J. Appl. Physiol.*, 64 : 1480–5, 1988.

14) Levenhagen DK, Gresham JD, Carlson MG, Maron DJ, Borel MJ, Flakoll PJ, Postexercise nutrient intake timing in humans is critical to recovery of leg glucose and protein homeostasis. *Am. J. Physiol. Endocrinol. Metab.*, 280 : E982–93, 2001.

13章

運動と酸化ストレス

　活性酸素種は生体分子を酸化修飾して，細胞や組織の障害をもたらす作用を有する。これに対し我々は，酸化を防御する様々な仕組みを発達させた抗酸化システムを保持している。

　13章ではまず，生体における活性酸素種生成と抗酸化システム，両者のバランスが破綻して生じる酸化ストレスの基礎について理解を深め，運動生理学の項では，急性運動における酸化ストレス指標の変化や運動トレーニングによる抗酸化機能の適応について学ぶ。

表 13-1 活性酸素種の種類と半減期

種	化学記号	半減期, 37℃, 秒
スーパーオキシド	O_2^-	1×10^{-6}
ヒドロキシラジカル	OH・	1×10^{-9}
アルコキシラジカル	RO・	1×10^{-6}
ペルオキシラジカル	ROO・	1×10^{-2}
一重項酸素	$^1O_2$	1×10^{-6}

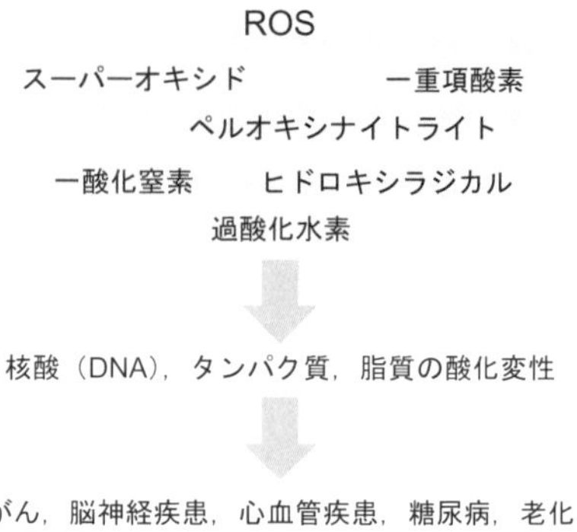

ROS

スーパーオキシド   一重項酸素

ペルオキシナイトライト

一酸化窒素   ヒドロキシラジカル

過酸化水素

↓

核酸（DNA），タンパク質，脂質の酸化変性

↓

がん，脳神経疾患，心血管疾患，糖尿病，老化

図 13-1 活性酸素種（ROS）による酸化障害

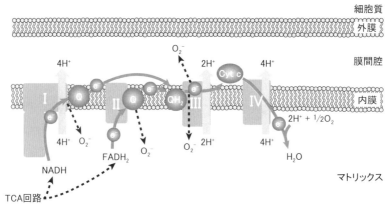

図 13-2 ミトコンドリアにおける活性酸素種の生成

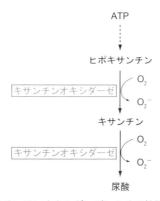

図 13-3 キサンチンオキシダーゼによる活性酸素種の生成

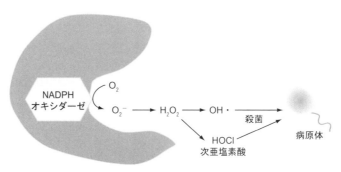

図 13-4 食細胞の活性酸素種による殺菌

13-1　酸化ストレス

1.　活性酸素種

　活性酸素種（ROS, reactive oxygen species）は，酸素分子が不安定で反応性の高い物質に変化したものの総称である。ROS の半減期は非常に短いが（表 13-1），生体内の様々な分子に結合し，酸化変性させる強力な作用がある。スーパーオキシド（O_2^-）は，酸素分子が一電子還元されて生成される ROS で，不対電子を有する。一般に電子がペアになっている分子は安定しているが，1 つが外れて不対（ペアでない）になると，他の分子から電子を奪う（酸化させる）性質が強まる。スーパーオキシドは不均化反応により過酸化水素（H_2O_2）になるが，不対電子を持たないために反応性は高くない。しかし鉄などの金属イオンによって容易に触媒され一電子還元され，ヒドロキシラジカル（OH・）を生じる。このヒドロキシラジカルは生体内で発生する ROS の中で最も反応性が高く，糖質や脂質，タンパク質，核酸など生体構成成分を酸化修飾し，その生理機能を低下させて疾病の発症や進行，老化などの原因の一つになると考えられている（図 13-1）。

　生体内での主な ROS 産生源として，次の 3 つが想定されている。

① ミトコンドリア

　肺に吸い込まれた酸素は，血液を介して細胞に取り込まれてミトコンドリアにおける ATP 合成に利用される。酸素分子はミトコンドリアの電子伝達系の複合体IV（シトクロム c オキシダーゼ）で電子を受け取って還元され，水分子となる。しかし電子が電子伝達系を移動する際，0.1~2.0％が途中で漏れ出して酸素分子と反応し，スーパーオキシドが形成されると考えられている（図 13-2）。

② キサンチンオキシダーゼ

　組織に十分な血液が供給されない状態（虚血，酸素欠乏）では，ATP の消費（分解）が進む。プリン体を構成成分に持つ ATP は，リン酸が外されて ADP，AMP，さらにヒポキサンチンに分解される。虚血状態から急激な血流再開（再灌流）が起こると組織に再び酸素が供給され，キサンチンオキシターゼの作用で，キサンチンと尿酸へと変換され，その過程で酸素からスーパーオキシドが生成される（図 13-3, 虚血-再灌流障害）。

③ NAPDH オキシダーゼ

　好中球やマクロファージなどの食細胞は，体内に侵入してきた異物(病原体)を貪食し，食胞を形成して殺菌する。食細胞は，NADPH オキシダーゼとよばれる酵素を保持し，スーパーオキシドを生成する。ここで生じたスーパーオキシドが種々の反応を介して，ヒドロキシラジカルや次亜

word　活性酸素種（ROS）
スーパーオキシド（O_2^-），過酸化水素，ヒドロキシラジカル，一重項酸素などの，酸素分子（O_2）に由来する反応性の高い分子群の総称。過酸化水素はミトコンドリアの内膜，外膜，細胞膜などを自由に通過し，鉄や銅などの遷移金属と反応して（フェントン反応など），最も反応性（傷害性）の高いヒドロキシラジカルを生じる。なお，不対電子をもつ分子をフリーラジカルと呼び，ROS の中ではスーパーオキシドやヒドロキシラジカルが該当し，過酸化水素や一重項酸素はフリーラジカルではない。

word　ミトコンドリア
生体内における主な ROS の産生源と考えられている。呼吸で肺から取り込んだ酸素の一部が（0.1～2.0％程度とされるが諸説ある）電子と反応して還元され，ROS（スーパーオキシド）を生じるとされる。

word　プリン体
プリン骨格を持った塩基の総称で，核酸（DNA や RNA）を構成する塩基であるアデニン，グアニンなどが知られている。人間におけるプリン体の最終代謝産物は，強力な抗酸化作用を有する尿酸である。

word　虚血-再灌流障害
虚血（低酸素）状態にある組織に，急激な再灌流（再酸素化）がなされると大量の ROS が発生し，再灌流を受けた組織で生じる酸化障害。

word　NADPH オキシダーゼ
スーパーオキシドを産生させる膜結合酵素複合体である。細胞膜や食胞膜上で見られる。

表 13-2 細胞内外の抗酸化システム

抗酸化酵素・物質	機能
細胞内	
スーパーオキシドジスムターゼ	$O_2{}^-$ の除去
カタラーゼ	H_2O_2 の除去
グルタチオンペルオキシダーゼ	LOOH, H_2O_2 の除去
ペルオキシレドキシン	H_2O_2 の除去
ビタミンE	活性酸素種の除去
ビタミンC	活性酸素種の除去
カロテノイド, フラボノイド	活性酸素種の除去
コエンザイムQ10 (CoQ10)	活性酸素種の除去
グルタチオン (GSH)	活性酸素種の除去
チオレドキシン (TRX)	活性酸素種の除去
細胞外	
スーパーオキシドジスムターゼ	$O_2{}^-$ の除去
尿酸	OH・, ${}^1O_2$ の除去
セルロプラスミン	金属イオンの除去
トランスフェリン	金属イオンの除去
フェリチン	金属イオンの除去
アルブミン	OH・, HOCl の除去

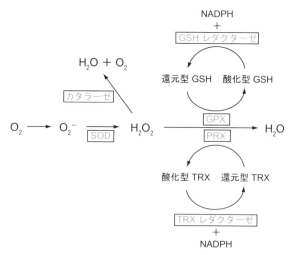

図 13-5 抗酸化酵素による抗酸化反応

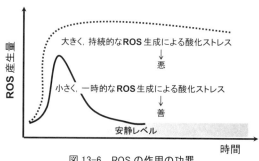

図 13-6 ROS の作用の功罪
(Koyama, 2014 より引用改変)

塩素酸（HOCl）などに変換され，強力な殺菌作用により異物を排除する（図 13-4）。神経細胞や骨格筋細胞にも NADPH オキシダーゼは発現しており，特に後者は，筋収縮における ROS 生成の中心となっている可能性が指摘されている。

2. 抗酸化システム

生体には ROS の生成に対し，それを除去（消去）する強力な抗酸化防御システムが細胞内外に具備されている（表 13-2）。

抗酸化システムの一つは，各種の抗酸化酵素である。スーパーオキシドを不均化するスーパーオキシドジスムターゼ（SOD）の他，グルタチオンペルオキシダーゼ（GPX），カタラーゼ，およびペルオキシレドキシン（PRX）などが抗酸化酵素の中心である（図 13-5）。特に SOD 以外の三者は，過酸化水素を水へ還元して，生体内で最も反応性の高いヒドロキシラジカルの発生を防ぐという点において極めて重要である。

また抗酸化酵素以外にも，ROS を消去したり生成を抑えたりする成分があり，それらを抗酸化物質と呼ぶ。抗酸化物質には体内で合成できる物質（内因性抗酸化物質）と，体外から摂取しなければならない物質（外因性抗酸化物質）がある。前者にはグルタチオン，チオレドキシン，尿酸，アルブミンなどが含まれ，後者はビタミン C・E やカロテノイド，フラボノイド，コエンザイム Q（CoQ10）などが該当する。

3. 酸化ストレスと疾患

通常，抗酸化酵素と抗酸化物質による抗酸化システムが適切に機能し，生体内で発生する ROS の作用との平衡バランスが維持されている。しかし何らかの理由によって，抗酸化システムによる防御機能を ROS による酸化作用が上回った場合に，生体は酸化ストレスに曝されることになり，細胞や組織に悪影響が及ぶ可能性が高まる。

過度の酸化ストレスは，がん，脳神経疾患，心血管疾患，糖尿病など様々な疾患の発症や進展に関わる。また加齢に伴う組織・臓器障害は酸化ストレスの蓄積に起因し，老化にも関わると考えられている。これらのことから，疾病予防や健康維持・増進を目指す観点からは，大きな酸化ストレスや持続的な酸化ストレスを回避するため，ROS 生成を極力抑制し，抗酸化システムを高いレベルに保つことが重要と考えられている。

しかし一方で，酸化ストレスを生む ROS 自体は，異物や老廃物質の除去，細胞増殖や修復・再生の促進をもたらす等，必須の生体保護分子であることも明らかである。さらに，血流による機械的ストレス（ずり応力）が血管内皮細胞を刺激して産生する一酸化窒素（NO, nitric oxide）は，降圧・抗動脈硬化作用を有し，様々な善玉作用を発揮する。このように生体内における ROS の作用には功罪二面性があると言える（図 13-6）。

word　ずり応力
ずり応力とは，血管内で血流がタンパク質などの生体分子を歪ませる物理的な力であり，血流速度，血液粘度，血管径により決まる。ずり応力は血管内皮細胞に働き NO 産生を誘導する。

word　一酸化窒素（NO）
広義には ROS の一種として扱われるが，狭義には一酸化窒素として単独で扱われる。一酸化窒素は一酸化窒素合成酵素（NOS）によって，アルギニンと酸素とから合成される。一酸化窒素の生理機能は血管拡張作用など多様で，細胞の機能を様々な面から制御している。1998 年のノーベル生理学・医学賞は，一酸化窒素を対象にした研究を行った研究者に贈られた。

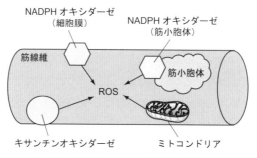

図 13-7　骨格筋における活性酸素種（ROS）

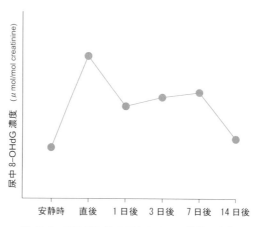

図 13-8　マラソン後の尿中 8-OHdG 排泄の変化
（Tsai, *et al.*, 2001 より引用改変）

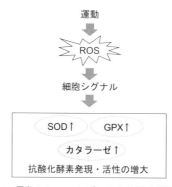

図 13-9　運動トレーニングによる抗酸化酵素の変化

13-2　運動と酸化ストレス

1. 運動に対する酸化ストレス（調節機能）の急性応答

運動時には ATP 需要が高まるため，骨格筋を中心にした酸素消費量の増加，言い換えればミトコンドリア電子伝達系における酸素利用の亢進が生じる。激しい運動により身体の酸素消費量は 10-20 倍に激増し，活動筋では 10-40 倍にも増加すると考えられる。その結果，ミトコンドリア由来の ROS 生成も増大する。運動による骨格筋の ROS 産生源としては，ミトコンドリアの他に，キサンチンオキシダーゼや NADPH オキシダーゼに由来する割合も高いとされている（図 13-7）。一方，運動によって SOD，カタラーゼ，GPX などの抗酸化酵素の活性が高まり，ROS を消去して過剰な酸化ストレスを生じないよう制御されると考えられている。

しかし高強度の運動を行うと，ROS 生成量が抗酸化システムによる消去能を上回り，酸化ストレスが増大する。動物実験では，疲労困憊運動を負荷すると，血液中や骨格筋で脂質過酸化の指標であるマロンジアルデヒドやチオバルビツール酸反応物質，あるいは酸化タンパク質の指標であるカルボニル化タンパク質が増加し，酸化ストレスが惹起されると報告されている。このような運動誘発性酸化ストレスには，運動の強度や時間が強く関連すると考えられ，マラソンやウルトラマラソンなどの長時間の激運動後には，血液中の脂質過酸化指標や DNA 酸化損傷マーカーである尿中 8-OHdG 排泄量は，運動前安静時に比べて顕著に持続的な増大を示す傾向がある（図 13-8）。しかしながら，激運動に伴う酸化ストレスの一過性の増大が，健康上の不利益をもたらすのかは不明である。

2. 運動トレーニングに対する酸化ストレス（調節機能）の慢性適応

定期的な運動は，運動誘発性の酸化ストレスを軽減させることが知られている。これは繰り返しの運動による ROS 産生刺激が，生体内の抗酸化システムの適応応答を誘導し，抗酸化酵素の働きや抗酸化物質の濃度を高くするためと考えられている。動物種や組織にも依存するが，運動トレーニングによって安静時の SOD，カタラーゼ，GPX 等の抗酸化酵素活性が亢進し，ビタミン E などの抗酸化物質の血中濃度が上昇することなどが指摘されている（図 13-9）。また，抗酸化システムの適応応答のみならず，ROS 産生量自体が，運動トレーニングに伴って減少することも示唆されている。

運動は ROS の生成を促進するために体に悪影響を及ぼす，という仮説が存在するが，運動による ROS 産生の増大（酸化ストレス）が，人間の寿命を縮めるという直接的な根拠は存在しない。例えば，一過性の激しい運動によって増加する酸化ストレスが，動脈硬化の病変形成に関

> **word　8-OHdG**
>
> 8-hydroxy-2'-deoxyguanosine の略。DNA はアデニン，グアニン，シトシン，チミンの 4 種類の塩基で構成されているが，ROS によりグアニンの炭素が酸化を受けて，8-OHdG が生成される。8-OHdG は安定しており，細胞内で生じた後に細胞外に出て，そのまま尿中に排泄されるため検出が容易である。

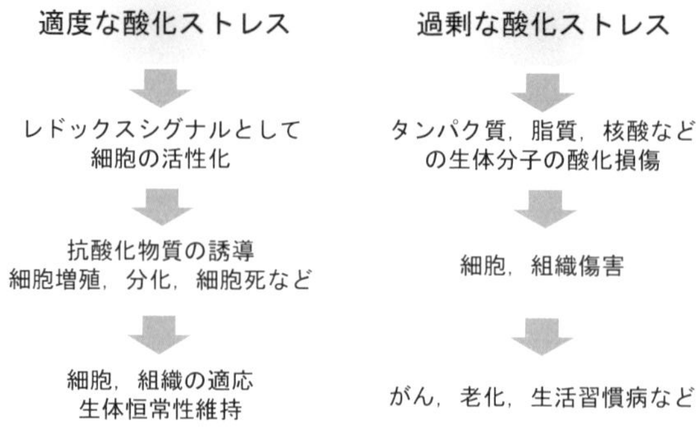

適度な酸化ストレス　　　　過剰な酸化ストレス

レドックスシグナルとして　　タンパク質，脂質，核酸など
　　細胞の活性化　　　　　　　の生体分子の酸化損傷

　　抗酸化物質の誘導
細胞増殖，分化，細胞死など　　　　細胞，組織傷害

　　細胞，組織の適応
　　生体恒常性維持　　　　　　がん，老化，生活習慣病など

図 13-10　酸化ストレスと生体適応

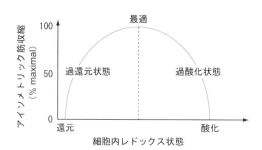

図 13-11　レドックスバランスと筋力発揮の関係
（Powers and Jackson, 2008 より引用改変）

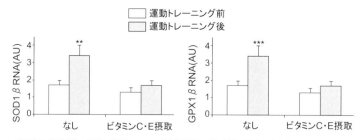

週5回（85分間/回），4週間の運動トレーニング実施前後の外側広筋の抗酸化酵素遺伝子発現レベル
ビタミンC・E摂取群は，それぞれ1,000 mg／日，400 IU／日を摂取

図 13-12　抗酸化サプリメントの影響
（Ristow, *et al.*, 2009 より引用改変）

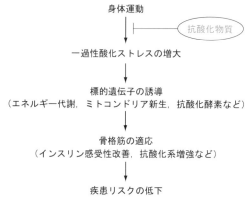

図 13-13　運動誘発性酸化ストレスと骨格筋の適応
（Ristow, *et al.*. 2009 より引用改変）

与する酸化 LDL 形成を促進するかも知れないという懸念は, 運動トレーニングを行っている者の血中酸化 LDL レベルは非トレーニング者に比べて低いという事実によって払拭される。定期的な運動トレーニングがもたらす抗動脈硬化作用は, 蓄積されている疫学的なエビデンスからも明らかであり, 運動誘発性酸化ストレスに対する適応応答が生体にとって有益に働いているものと推測される。運動習慣を有する者は寿命が長く, そしてより健康的であるという多くの疫学データを踏まえると,「運動トレーニングは酸化ストレスに対する抵抗性等の獲得を通して, 体に好影響を及ぼす」と言えそうである。ただし, 疾病を患った方や高齢者, 運動習慣の無い方が運動を行う場合には, 徐々に運動強度や時間を増やすなど, 慎重に取り組む必要がある。

3. 運動とレドックスバランス

　生体内で適切に制御された酸化ストレスは, 酸化-還元（レドックス）シグナルとして, 細胞機能の活性化, 増殖, 分化など, 生命現象の様々な場面で重要な役割を果たしている. しかし過度で持続的な酸化ストレス状態や, 過度の還元状態（還元ストレス）はレドックスバランスを崩すことになり, 生体に悪影響を及ぼす（図 13-10）。

　筋収縮時に筋小胞体から生成される適度な ROS は, レドックスシグナルとして発揮する筋収縮力を制御する。筋収縮力は, 適度な骨格筋内レドックスバランスの時に最大となり, 過度の酸化状態に傾けば筋疲労を誘発して筋収縮力は低下し, 逆に還元状態に傾き過ぎても筋収縮力は低下すると考えられている（図 13-11）。そのため骨格筋の最大パフォーマンスを引き出すには, 適度な酸化ストレスレベルが厳密に制御されていることが重要となる。

　運動時に不可避に生じる ROS に対し, 抗酸化物質（抗酸化サプリメント）を大量摂取すると, 運動トレーニングによる適応応答を妨げる可能性がある。つまり抗酸化酵素活性の増加, 脂質代謝の亢進, アディポネクチンの増加, インスリン感受性の亢進, ミトコンドリア新生の亢進等, 運動トレーニングによる適応現象が抑制, あるいは消失されてしまう（図 13-12）。また, 筋損傷からの修復が抗酸化物質の大量摂取により遅延することも知られている。

　このように運動誘発性酸化ストレスは, 運動パフォーマンスの発揮, および運動トレーニンに対する適応応答の発現に, 必要不可欠な役割を果たしていると思われる（図 13-13）。ただし, 適度な酸化ストレスを適切に把握する実践的手段や, 様々な運動（強度や時間）と投与する抗酸化物質（種類や量）の組み合わせの影響については, より詳細で多角的な検討が必要である。

---

word　酸化-還元（レドックス）

生体内の還元 (reduction) と酸化 (oxidation) からきた造語。生体内のレドックスバランス（酸化還元状態のホメオスタシス）は ROS による酸化力と抗酸化システムによる抗酸化力のバランスを指す。レドックスバランスが ROS 優位になると, 生体にとって酸化ストレスとなる。「酸化」は, 酸素を受け取る, 水素を失う, 電子を失うことを指し,「還元」はその逆である。

word　抗酸化サプリメント

市販のサプリメントとしては, ビタミン C, ビタミン E, コエンザイム Q10, α リポ酸などがある。食物として摂取される動植物にも抗酸化物質を豊富に含むものとして, トマトのリコピン, サケのアスタキサンチン, 緑茶のカテキン, 赤ワインのリスベラトロール, ブルーベリーのアントシアニジンなどである。また, 抗酸化酵素の活性維持に必要な微量元素としてはセレン (Se) やマンガン (Mn) が知られている。

> **コラム　活性酸素種の骨格筋における功罪**
>
> 　ギプス固定やベッドレストにより長期間骨格筋を使用しないと，骨格筋の負の適応として廃用性筋萎縮が生じる。この廃用性筋萎縮が生じるメカニズムに，骨格筋内の ROS 産生の増大が関与する可能性が指摘されている。実際に，抗酸化物質の投与によって，廃用性筋萎縮がある程度抑制されることが知られている。一方，運動に伴う ROS 産生は，骨格筋におけるエネルギー代謝に対する正の適応や筋損傷からの修復に必須である。この生体の適応応答における ROS の二面性は非常に興味深く，骨格筋だけではなく脳の神経細胞，肝臓等，他の組織・細胞でも広く認められる現象である。
>
> 　「過ぎたるは猶及ばざるが如し」，正に先達の言葉が表すように，「中庸」，すなわち ROS 産生と抗酸化作用のバランスが動的に平衡して「適度な酸化ストレス」の範囲を維持することが，ROS による正の適応を引き出す要諦と考えられる。ここで次の課題は，その「適度」を如何にして捉えるか？である。スポーツサイエンスが解決すべき重要な理論的，そして実践的課題である。

参 考 文 献

1）井上正康　編，『活性酸素とシグナル伝達』，講談社サイエンティフィック（1996）.

2）吉川敏一　編，『酸化ストレス Ver. 2』，医歯薬出版（2006）.

3）勝田茂　編著，『運動生理学 20 講（第 2 版）』，朝倉書店（1999）.

4）Powers SK, Jackson MJ, Exercise-induced oxidative stress : cellular mechanisms and impact on muscle force production. *Physiol. Rev.*, 88 : 1243-76, 2008.

5）Koyama K, Exercise-induced oxidative stress: A tool for "homesis" and "adaptive response". *J. Phys. Fitness Sports Med.*, 3: 115-20, 2014.

6）Tsai K, Hsu TG, Hsu KM, Cherg H, Liu TY, Hsu CF, Kong CW, Oxidative DNA damage in human peripheral leukocytes induced by massive aerobic exercise. *Free Radic. Biol. Med.*, 31 : 1465-72, 2001.

7）Gomes EC, Silva AN, deOliveira MR, Oxidants, antioxidants, and the beneficial roles of exercise-induced production of reactive species. *Oxid. Med. Cell Longev.*, 756132, 2012.

8）Powers SK, Nelson WB, Hudson MB, Exercise-induced oxidative stress in humans : cause and consequences. *Free Radic. Biol. Med.*, 51 : 942-50, 2011.

9）Powers SK, Talbert EE, Adhihetty PJ, Reactive oxygen and nitrogen species as intracellular signals in skeletal muscle. *J. Physiol.*, 589 : 2129-38, 2011.

10）Ristow M, Zarse K, Oberbach A, Kloting N, Birringer M, Kiehntopf M, Stumvoll M, Kahn CR, Antioxidants prevent health-promoting effects of physical exercise in humans. *Proc. Natl. Acad. Sci. USA.*, 106 : 8665-70, 2009.

11）望月久・山田茂　編著，『筋機能改善の理学療法とそのメカニズム』，ナップ（2001）.

II

運動生理学の理解から応用へ

14章

運動と疾病

　戦後，日本の疾病構造は大きく変化し，生活習慣病が著しく増加している。運動不足・身体不活動はその主な原因であり，運動・身体活動は生活習慣病の予防・改善に重要な役割を果たす。

　14章では12の疾病を取りあげ，それぞれについて，まず前半で各疾患の病態や診断基準，発症機序，有病率などに関して理解する。後半では，主に各疾患の発症予防・改善という観点から，運動との関連について，これまでの研究から得られている知見や予防・改善機序，推奨される具体的な運動方法などを学ぶ。

　この章では，「身体活動」を「安静にしている状態より多くのエネルギーを消費する活動」とし，運動や生活活動を含むものとする。「運動」は休日のジョギングなど体力の維持・向上を目的として計画的・意図的に実施する活動とし，「生活活動」は家事や移動のための歩行など運動以外の活動とする。
　また，各疾患に対する身体活動・運動の「予防」と「改善」の語意として，「予防」は発症予防（1次予防）を指し，「改善」は治療としての効果（2次予防，3次予防）を指すものとする。

表 14-1　肥満の判定

BMI (kg/m²)	判定		WHO 基準
BMI < 18.5	低体重		Underweight
18.5 ≦ BMI < 25.0	普通体重		Normal range
25.0 ≦ BMI < 30.0	肥満（1 度）		Pre-obese
30.0 ≦ BMI < 35.0	肥満（2 度）		Obese class Ⅰ
35.0 ≦ BMI < 40.0	高度肥満	肥満（3 度）	Obese class Ⅱ
40.0 ≦ BMI		肥満（4 度）	Obese class Ⅲ

（日本肥満学会，肥満症診療ガイドライン 2022 より引用改変）
注 1) ただし，肥満（BMI ≧ 25）は，医学的に減量を要する状態とは限らない。
　　　なお，標準体重（理想体重）は最も疾病罹患リスクが低い BMI 22 を基準
　　　として，標準体重（kg）＝身長（m）² × 22 で計算された値とする。

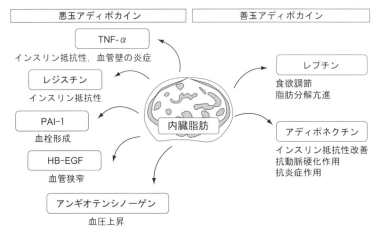

図 14-1　脂肪細胞が分泌する主なアディポカイン
（病気がみえる vol. 3, 2019 より引用改変）

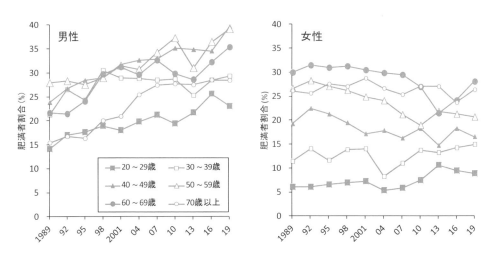

図 14-2　年齢階級別肥満者（BMI ≧ 25）割合（20 歳以上，性・年齢階級別）の年次推移
（2019 年国民健康・栄養調査報告より引用改変）

14-1　肥満・肥満症

1. 肥満・肥満症とは

「肥満」は脂肪組織に脂肪が過剰に蓄積した状態で，Body Mass Index (BMI) 25 kg/m^2 以上のものと定義されている（表 14-1）。一方，「肥満症」は肥満に起因ないし関連する健康障害を合併するか，その合併症が予測される場合で，医学的に減量を必要とする病態をいう。肥満症は，以下のいずれかの条件を満たす場合に診断され，単なる肥満と区別されている。

① 肥満に起因ないし関連し，減量を要する健康障害を有するもの

② 健康障害を伴いやすいハイリスク肥満（内臓脂肪面積が 100 cm^2 を超える内臓脂肪型肥満）

2. 肥満症の分類

肥満は，種々の因子が原因となる原発性肥満と，原因となる基礎疾患がある二次性肥満に分類され，前者が約 95 ％を占める。また，脂肪の蓄積部位により内臓脂肪型肥満と皮下脂肪型肥満に分類される。内臓脂肪型肥満はメタボリックシンドローム*の原因であり，多くの疾患の元凶となる。

3. 肥満症の原因

肥満は摂取エネルギーが消費エネルギーを上回り，余ったエネルギーが中性脂肪として白色脂肪細胞に貯蔵されることで生じる。摂取エネルギーは通常食事に由来するが，消費エネルギーは安静時代謝量，食事誘発性熱産生，活動代謝に大別することができる。1 日のエネルギー摂取量は 1975 年以降減少傾向にあることから，近年の肥満者の増加は身体活動不足による活動代謝の減少が大きな要因とされている。特に最近は，家事や通勤といった運動以外の日常的な身体活動（NEAT, non-exercise activity thermogenesis）の重要性が注目されている。また，過食や運動不足だけではなく，朝食の欠食や夜間の飲食，脂肪過多の食事といった誤った摂食パターンやβ_3-アドレナリン受容体遺伝子多型などの遺伝要因も原因の 1 つと考えられている。肥満症の発症には内臓脂肪から分泌されるアディポカインが大きく関与すると考えられている（図 14-1）。

4. 日本における肥満の状況

1989-2019 年の推移をみると，男性の肥満者の割合はすべての年代で増加しており，肥満者数はおよそ 1.5 倍となった（図 14-2）。2019 年の調査では，20 歳以上の 33.0 ％が肥満者であり，40～59 歳の中年層で多く，30 歳以上のおよそ 3 人に一人が肥満者という状況である。女性では，20 歳以上の 22.3 ％が肥満者であり，20～30 歳代では他の年齢層と比較して肥満者の割合が少なく，むしろ低体重（やせ）が問題となっている。

---

word　BMI
体重（kg）÷ 身長（m）^{2} で求めた体格指数で，肥満や低体重の判定等に用いる。肥満の判定基準は国によって異なる。

word　内臓脂肪型肥満と皮下脂肪型肥満
内臓脂肪型肥満は，腹部に脂肪が過剰蓄積した状態を指し，男性や閉経後の女性に多い。皮下脂肪型肥満は，臀部に脂肪が蓄積し，女性に多い。

リンゴ型肥満

洋ナシ型肥満

*14 章　運動と疾病　14-5　メタボリックシンドローム　参照。

word　白色脂肪細胞
体内には脂肪を蓄える役割を果たす白色脂肪細胞と，脂肪を燃焼して熱を産生する褐色脂肪細胞がある。

word　NEAT
姿勢の保持や掃除・洗濯・炊事などの家事，買い物や通勤などの歩行，庭仕事など，運動以外の身体活動を指す。約 100～800 kcal/日であり，最大で 2000 kcal/日に及ぶという報告もある。

word　β_3-アドレナリン受容体遺伝子多型
β_3-アドレナリン受容体は主に脂肪細胞に発現し，脂肪分解と熱産生を誘発する。1995 年にこの受容体の 64 番目のトリプトファンがアルギニンに置換した遺伝子多型が発見され肥満と関連することが示された。日本人の約 3 人に一人がこの変異をもつ。

word　アディポカイン
内臓脂肪から分泌される生理活性物質で，内分泌・代謝異常の発生に関与している。中でも善玉のアディポカインであるアディポネクチンは，メタボリックシンドローム治療戦略のターゲット分子として注目される。

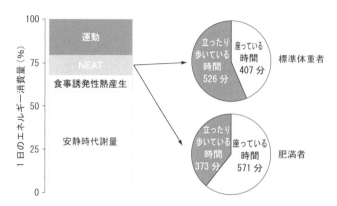

図 14-3　肥満者と標準体重者の NEAT 時間の違い
(Ravussin, 2005 より引用改変)

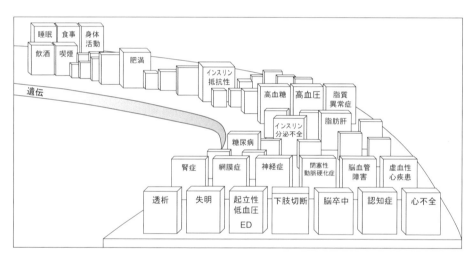

図 14-4　メタボリックドミノ
(伊藤，2003 より引用改変)

表 14-2　肥満・肥満症予防のための身体活動

	目　的	推奨される具体的な身体活動量
アメリカスポーツ医学会	肥満の予防	週に 150～250 分の中等度の身体活動
	減量	週に 250 分以上の中等度の身体活動
	減量後の体重維持	週に 250 分以上の中等度の身体活動
国際肥満学会	肥満の予防	1 日に 45～60 分の中等度の身体活動
	減量後の体重維持	1 日に 60～90 分の中等度の身体活動
		または，それより少ない高強度の身体活動

5. 運動と肥満症の関係

(1) これまでの主な知見

　複数のランダム化比較試験（RCT, randomized controlled trial）の結果をまとめたシステマティックレビューにより，高い身体活動レベルの継続が体重の増加を抑制することが示されている。また，肥満者に対する適度な食事制限と運動が内臓脂肪を効果的に減少させ，肥満症をはじめ生活習慣病の予防・改善に有用であることが明らかとなっている。肥満者に対する減量という観点からは，運動だけで実践するのは困難であり，食事制限と運動を併用することが有効であるとされている。

　また，肥満者は標準体重者と比較して NEAT の時間が 1 日あたり約 150 分（約 300 kcal）も少ないことが報告されており（図 14-3），エレベーターを使わずに階段を利用したり，少しでも座っている時間を減らしたりするなど，NEAT を意識的に増加させることが現代社会における肥満予防の鍵となることが示唆されている。

(2) 日本人を対象とした研究

　日本人を対象とした研究においても，身体活動による生活習慣病の予防・改善効果が多数報告されている。身体活動は，生活習慣病の発症を経時的に表したメタボリックドミノの上流にある肥満のさらに最上流に位置しており，種々の疾患の発症予防因子としてその重要性が示されている（図 14-4）。

(3) 運動による肥満・肥満症の予防機序

　運動による肥満の予防機序として，総エネルギー消費量の増大が挙げられる。運動は，活動自体によるエネルギー消費量の増大に加えて，その習慣化により骨格筋を維持・増加することで，基礎代謝量の維持・増加にも寄与する。そのため，総エネルギー消費量が増大し，脂肪の蓄積が抑制される。

　肥満症の予防に対しては，遊離脂肪酸の利用増加による内臓脂肪の減少が考えられる。内臓脂肪の減少，または増加の抑制により，アディポカインの分泌にも影響を与えて，インスリン抵抗性や脂質代謝異常，高血圧の改善に寄与することも示されている。運動はこれらのメカニズムを介して，肥満症だけではなく，多様な疾患の発症予防に寄与すると考えられている。

(4) 肥満・肥満症の予防・改善のための運動

　アメリカスポーツ医学会（ACSM, American College of Sports Medicine）や国際肥満学会のガイドラインは，標準体重者に対する肥満予防，および肥満者に対する減量と減量後の体重維持のための具体的な身体活動量を示している（表 14-2）。

word　ランダム化比較試験
研究参加者を予防や治療措置，手技，介入などを受ける群（介入群）と受けない群（対照群）にランダム（無作為）に割り付けて，結果を比較する研究方法。ランダムに割り付けることで介入の有無以外の要因が均等になるため，単一の研究の中で，非常に信頼性の高い科学的根拠を提示できる研究手法である。

word　システマティックレビュー
同じ研究テーマに関する研究を網羅的に調査し，系統的な方法に基づいて評価，分析，統合を行い，研究の結果をまとめること。信頼性の高い科学的根拠とされている。

word　身体活動レベル
日常の平均的な活動の強度を表すものであり，日本人の食事摂取基準 2020 では，推定エネルギー消費量÷基礎代謝量から求めた身体活動レベルが用いられている。他に身体活動の強度を表す指標にはメッツがあり（第 12 章参照），メッツに時間を乗じたメッツ・時は身体活動の量を表す指標として，多くの研究に用いられている。

word　メタボリックドミノ
肥満，耐糖能異常，高血圧，脂質異常などの合併により動脈硬化，心筋梗塞，脳梗塞のリスクが高くなるが，これらは経時的に発症し，さらにそれらが互いに連鎖するということを重要視した概念である。上流にある生活習慣改善や内臓脂肪を減らすことを目的とし，特に，最上流にある食事・身体活動を主眼にした対策が求められる。

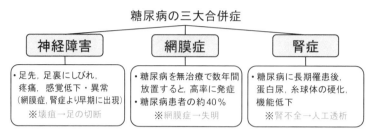

図 14-5　糖尿病の三大合併症

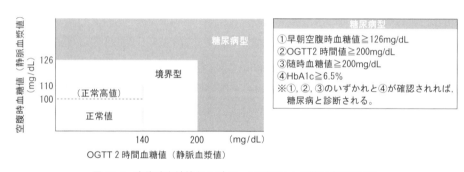

図 14-6　空腹時血糖値および 75 g OGTT による糖尿病判定区分

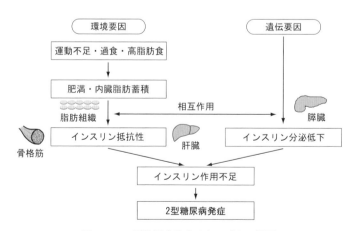

図 14-7　2 型糖尿病発症メカニズムの概要
(門脇, 2012 より引用改変)

14-2　糖　尿　病

1.　糖尿病とは

　糖尿病は，インスリン作用不足による慢性の高血糖状態を主徴とする代謝異常疾患群と定義されている。高血糖が持続する場合には，口渇や多飲，多尿，易疲労感，体重減少などの自覚症状がみられる。高血糖状態が長期間にわたって持続すると，神経障害や網膜症，腎症などの細小血管障害による合併症を発症し，足の切断や失明，人工透析など生活の質を著しく低下させる（図 14-5）。さらには，動脈硬化を促進し，心筋梗塞や脳梗塞などを引き起こす。適切な治療が行われない場合は，糖尿病昏睡から死に至ることもある。

2.　糖尿病の分類

　糖尿病は，① 膵臓 β 細胞の破壊によるインスリン欠乏に起因する1型糖尿病と，② インスリン分泌低下とインスリン抵抗性の両者が発症にかかわる 2 型糖尿病，③ その他の特定の機序，疾患によるもの，④ 妊娠糖尿病に分類される。

3.　糖尿病の診断基準

　糖尿病の判定区分は糖尿病型，境界型，正常型の 3 つがあり，血糖値（空腹時血糖値と 75 g OGTT）と HbA1c 値によって判定される（図14-6）。血糖値と HbA1c が共に糖尿病型であった場合に糖尿病と診断されるが，HbA1c のみの反復検査による診断はできない。

4.　糖尿病の原因

　2 型糖尿病は，複数の遺伝要因と環境要因により発症する多因子疾患である。インスリン分泌低下やインスリン抵抗性などに関連する複数の遺伝因子と，過食，高脂肪食，運動不足，ストレスなどの生活習慣の悪化，およびその結果生じた内臓脂肪の蓄積に起因するアディポカインの分泌異常がインスリン抵抗性を引き起こす（図 14-7）。内臓脂肪から分泌される腫瘍壊死因子（TNF-α, tumor necrosis factor-α）やレジスチンなどのアディポカインは，骨格筋におけるインスリンのシグナル伝達を障害してインスリン抵抗性を引き起こすことが明らかになっている。

5.　日本における糖尿病の状況

　日本人の糖尿病は戦後 30 倍以上に増加し，「21 世紀の国民病」ともいわれている。2019 年の国民健康・栄養調査報告によると，糖尿病が強く疑われる割合は男女ともに 70 歳以上で最も多く，男性で 26.4%，女性で 19.6%である。なお，「糖尿病」という病名に対する誤解や偏見，ネガティブなイメージを払拭するために，現在，糖尿病の呼称を変更する議論が進んでいる。

---

word　1 型糖尿病
膵臓 β 細胞の破壊により，膵臓からインスリンが分泌できなくなって発症する。小児〜思春期に発症することが多く，インスリン注射が必須となる。

word　インスリン抵抗性
インスリンの生理的効果（糖取り込みの促進による血糖低下）が効率よく働くかどうかをインスリン感受性という。インスリン感受性が低下した状態をインスリン抵抗性という。

word　75 g OGTT
75 g OGTT（oral glucose tolerance test, 経口ブドウ糖負荷試験）は，無水ブドウ糖 75 g を水にとかしたものを飲用させ，30 分，1 時間，2 時間後の血糖値を測定するテスト。2 時間値が 200 mg/dL 以上であると糖尿病型と判定する。

word　HbA1c
HbA1c（hemoglobin A1c, グリコヘモグロビン）は，ヘモグロビンにブドウ糖が結合し，安定体になったもの。過去 1〜2 カ月間の平均血糖値を反映するもので，日本では JDS（Japan Diabetes Society）値が使用されていたが，2012 年 4 月 1 日から日常臨床においても，JDS 値に 0.4%を加えた国際標準値（NGSP）が用いられ 2014 年 4 月 1 日より NGSP 値の単独表記に統一されている。

word　TNF-α
脂肪細胞から分泌されるアディポカインの 1 つであり，骨格筋や肝臓でインスリンの情報伝達を阻害して，インスリン抵抗性を引き起こす。

word　レジスチン
インスリン抵抗性を引き起こすアディポカインであり，「Resistance to insulin」を組み合わせて Resistin と命名された。

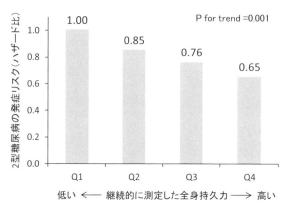

図 14-8　2型糖尿病に対する継続的に高い全身持久力の影響
(Momma, *et al*., 2017 より引用改変)

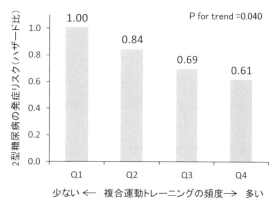

図 14-9　2 型糖尿病に対する複合運動トレーニングの影響
(Sawada, *et al*., 2019 より引用改変)

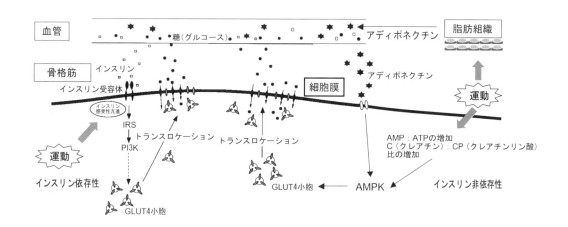

図 14-10　運動による血糖取り込み促進機序
(小田切ほか, 2010 より引用改変)

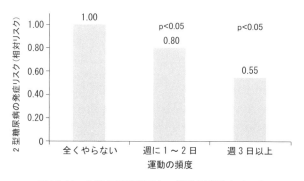

図 14-11　余暇の運動頻度と 2 型糖尿病発症リスク
(Okada, *et al*., 2000 より引用改変)

6. 運動と糖尿病の関係

(1) これまでの主な知見

多くの前向きコホート研究により，中～高強度の身体活動が 2 型糖尿病の発症率を低下させることが明らかにされている。報告により異なるが，多くの研究で 20％以上の発症率の低下が認められている。また，11 の研究をまとめたシステマティックレビューによると，食事と身体活動を組み合わせることで，糖尿病の発症率を 40％程度減少させることが示されている。

(2) 日本人を対象とした研究

日本人を対象とした前向きコホート研究は少ないが，男性においては全身持久力が継続的に高いこと（図 14-8）が，女性では有酸素運動とレジスタンストレーニングを組み合わせた複合トレーニング（図 14-9）が 2 型糖尿病の発症リスクを下げることが示されている。これらの関係には量-反応関係が認められており，それぞれ全身持久力高いほど，実施頻度が多いほど，2 型糖尿病の発症率が低くなることが示されている。

(3) 運動による 2 型糖尿病の予防機序

通常，安静時にはインスリンを介した情報伝達により 4 型糖輸送担体（GLUT4, glucose transporter 4）が筋細胞内プールから筋細胞膜表面へ移動することによって血糖が取り込まれる。運動はこの取り込みを促進し，インスリン感受性を増強させる（図 14-10）。さらに，運動はこれとは別の経路で GLUT4 を筋細胞膜表面へ移動させるため，インスリンの作用不足（インスリン抵抗性）があっても血糖を取り込むことができる。この経路として，AMP-activated protein kinase（AMPK）の関与が示唆されている。AMPK は運動（筋収縮）により ATP が消費されることで活性化される。また，アディポネクチンを介した経路からも AMPK が活性化されることが示されており，AMPK は運動がもたらす様々な 2 型糖尿病予防効果の主要調節因子であると考えられている（図 14-10）。

さらに，運動を継続することで，体重減少，特に内臓脂肪の減少（肥満の解消）による悪玉アディポカインの分泌抑制や，骨格筋のリモデリング（遅筋の増加）が起こることもインスリン感受性の増強に寄与しており，運動は 2 型糖尿病の治療，および発症予防に強い効果をもたらす。

(4) 2 型糖尿病の予防・改善のための運動

日本糖尿病学会は，2 型糖尿病に対する運動療法として，最大酸素摂取量の 50％前後の強度（主観的運動強度*で「楽である」から「ややきつい」）の身体活動を，1 回 15～30 分，1 日に 2 回，週に 3 日以上，できれば毎日実施することを推奨している。一方，予防に関しては週 1 日以上の運動でも効果があるという報告もあるため（図 14-11），座りがちな生活を少しでも体を動かす生活にしていくことが大切である。

---

word　前向きコホート研究

目的とする疾病に罹っていない集団を対象として，ある要因を持つ曝露群と持たない非曝露群を設定し，両群における疾病発生頻度を観察，比較する研究。例えば，肥満ではない大学生の中で運動習慣のある人を曝露群，運動習慣のない人を非曝露群として追跡し，20 年間の肥満症の発生頻度を比較するなど。疾病が発生するまでに多くの時間と費用，労力を要するため，大規模なコホート研究を実施することは難しいが，原因の時間的先行性が明確であり，因果関係を検討することができるため，結果の信頼性は高い。

word　GLUT4

グルコースは細胞膜を通過できないため，グルコースを取り込む糖輸送担体（GLUT）が存在する。GLUT4 は主に骨格筋，心筋，脂肪細胞に発現し，細胞へのグルコース取り込みを仲介する。

word　AMPK

筋収縮による ATP の消費による AMP 濃度の上昇によって活性化される酵素である。筋収縮だけではなく，レプチンやアディポネクチンなどによっても活性化され，糖輸送の他にもミトコンドリア合成や脂肪酸酸化を促進するなど多彩な生理作用をもつ。

word　アディポネクチン

善玉アディポカインであり，運動によって増加するという報告がある。血中アディポネクチン濃度（特に高分子量アディポネクチン）とインスリン抵抗性やメタボリックシンドロームが強く相関することが示されており，糖尿病発症の予測マーカーとしても期待されている。

word　骨格筋のリモデリング

骨格筋はミオシン重鎖の発現比率によって速筋線維と遅筋線維に大別される。運動の継続（運動トレーニング）は一般に遅筋線維を増加させる。インスリンの血糖取り込み量は速筋と比較して遅筋線維の方が多いことが知られており，運動の継続による骨格筋の変化がインスリンの感受性に関与することが示唆されている。

*15 章　運動の実践　参照。

表 14-3　血圧値の分類

分類	診察室血圧			家庭内血圧		
	収縮期血圧		拡張期血圧	収縮期血圧		拡張期血圧
正常血圧	<120	かつ	<80	<115	かつ	<75
正常高値血圧	120〜129	かつ	<80	115〜124	かつ	<75
高値血圧	130〜139	かつ/または	80〜89	125〜134	かつ/または	75〜84
Ⅰ度高血圧	140〜159	かつ/または	90〜99	135〜144	かつ/または	85〜89
Ⅱ度高血圧	160〜179	かつ/または	100〜109	145〜159	かつ/または	90〜99
Ⅲ度高血圧	≧180	かつ/または	≧110	≧160	かつ/または	≧100
（孤立性）収縮期高血圧	≧140	かつ	<90	≧135	かつ	<85

（高血圧治療ガイドライン 2019 より引用改変）

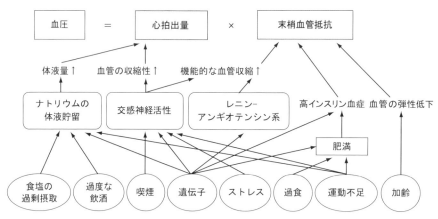

図 14-12　血圧に影響を及ぼす因子
（荻原，2010 より引用改変）

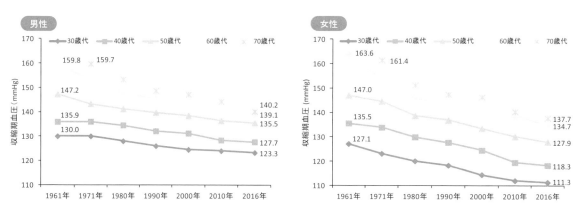

図 14-13　日本における血圧水準の推移
（Hisamatsu, et al., 2020 より引用改変）

14-3　高　血　圧

1. 高血圧とは

　日本高血圧学会による高血圧治療ガイドライン 2019 では，診察や検診等で測定された診察室血圧（収縮期血圧/拡張期血圧）が 140/90 mmHg 以上，自宅などで測定した家庭血圧が 135/85 mmHg 以上の場合を高血圧としている。自覚症状はほとんどないが，放置しておくと動脈硬化が進行し，頭痛やめまい，動悸，手足のしびれなどの症状が現れることがある。日本において患者数が最も多い疾患であり，脳卒中や心疾患などを引き起こす重要な危険因子とされている。

2. 高血圧の分類

　高血圧は原因を特定できない「本態性高血圧」と，腎性高血圧や内分泌性高血圧など，血圧[*]を上昇させる原因が明らかな「二次性高血圧」に分類される。日本では本態性高血圧が約 90% を占める。

[*] 4 章　運動と循環　参照。

3. 高血圧症の診断基準

　日本高血圧学会による高血圧治療ガイドライン 2019 では，「正常血圧」「正常高値血圧」「高値血圧」「高血圧」に区分され，75 歳未満の成人の降圧目標を 130/80 mmHg 未満としている（表 14-3）。これらの分類は段階的に循環器疾患のリスクが上昇していくことを示しており，循環器疾患のリスクが最も低い理想値として至適血圧が設定されている。

4. 高血圧の原因

　高血圧も糖尿病と同様に複数の遺伝要因と環境要因により発症する多因子疾患である。遺伝因子として，レニン・アンギオテンシン系の遺伝子やナトリウム調節に係る遺伝子など多くの遺伝子の関与が示されている。生活習慣因子としては，食塩の過剰摂取，肥満，運動不足，アルコールの過剰摂取，喫煙などとの関連が示唆されている（図 14-12）。中でも食塩の過剰摂取は主要な因子であり，過剰なナトリウムを腎臓で排泄できなくなることでナトリウムの体液貯留が起こり，血圧が上昇すると考えられている。日本人の食事摂取基準 2020 では，食塩摂取の目標量を成人男性で 1 日 7.5 g 未満，成人女性で 6.5 g 未満としている。降圧のための減塩目標としては 1 日 6.0 g 未満の摂取が推奨されている。

> **word　食塩摂取の目標量**
> 高血圧治療ガイドライン 2019 では，降圧を達成するためには，塩分摂取を 1 日 6 g 未満にすることを推奨している。また，WHO および国連食糧農業機関（FAO）は 1 日 5 g 未満を目標値としている。現在の日本人の食塩摂取量は 1 日あたり約 10 g という現状である。漬物やみそ，醤油など加工食品や調味料に食塩が多く使用されている日本の食生活において，5 g という値はかなり厳しい基準である。

5. 日本における高血圧の状況

　日本人の血圧値は男女共に 1965 年から 1990 年にかけて大きく低下した（図 14-13）。この推移は脳血管疾患による死亡率の推移とほぼ一致しており（図 14-32）[**]，脳血管疾患の減少に国民の血圧水準の低下が大きく寄与していることが明らかにされている。以降も減少傾向にあるものの，有病率は高く，30 歳以上の男性の 60%，女性の 45% が高血圧であり，総有病者数は 4,300 万人に及ぶとされている。

[**] 14 章　運動と疾病　14-6　循環器疾患　参照。

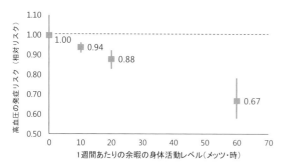

図 14-14　余暇の身体活動レベルと高血圧発症リスク
(Pescatello, *et al.*, 2019 を参考に Liu, *et al.*, 2017 より引用改変)

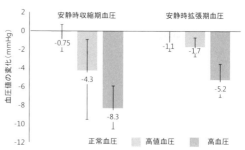

図 14-15　有酸素トレーニングと血圧変化
(Cornelissen and Smart, 2013 より引用改変)

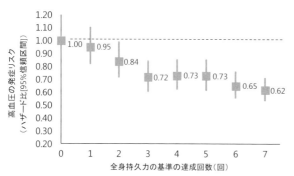

図 14-16　全身持久力の基準を満たす回数と高血圧発症リスク
(Momma, *et al.*, 2019 より引用改変)

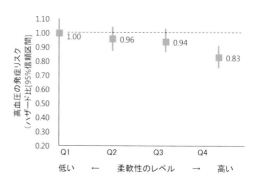

図 14-17　柔軟性と高血圧発症リスク
(Gando, *et al.*, 2021 より引用改変)

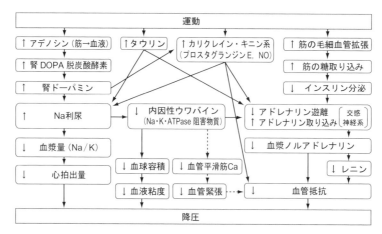

図 14-18　運動による降圧作用機序
(Arakawa, *et al.*, 1995 より引用改変)

6．運動と高血圧の関係

（1）　これまでの主な知見

17のメタアナリシスと1つのシステマティックレビューをまとめたアンブレラレビューにおいて，身体活動は①高血圧と逆の量－反応関係を示すこと（図14-14），②高血圧患者の心疾患への進行リスクを軽減すること，③正常血圧，高値血圧，高血圧者の血圧を低下させること（図14-15），④正常血圧よりも高値血圧においてより効果があること，が強固なエビデンスとして示されている。

（2）　日本人を対象とした研究

複数の介入研究やコホート研究において，習慣的な身体活動や有酸素能力が高血圧の発症リスクを低下させることが示されている。また，長期にわたって高い全身持久力を維持することや柔軟性の高さが高血圧の発症リスクを減少させることが報告されている（図14-16, 17）。

（3）　運動による高血圧の予防機序

血圧は心拍出量と末梢血管抵抗によって規定される。運動による降圧機序には多くの要因が複合的に関連すると考えられており，運動の効果は心拍出量と末梢血管抵抗の両方に作用する。運動は昇圧作用をもつノルアドレナリンを減少させることから，交感神経の緊張が緩和され，血管抵抗が減弱すると考えられている。また，運動により腎臓からのナトリウム排泄を促進するプロスタグランジンEやタウリンなどの降圧作用をもつ物質が増加することも報告されている。すなわち，運動は，生体内の昇圧系を減弱するとともに，降圧系の増強にも作用することで，双方向から血圧の調整に関与し，高血圧の発症予防に貢献すると考えられている（図14-18）。

（4）　高血圧の予防・改善のための運動

高血圧治療ガイドライン2019では，生活習慣の修正による降圧を目指す運動療法として，軽強度の有酸素運動（動的，および静的筋肉負荷運動）を毎日30分，または週に180分以上実施することを求めている。またACSMは，高血圧者に対する運動療法として，中強度の有酸素運動を連続，または累計で1日30分以上，頻度として週のほとんど，できれば毎日行うことを推奨している。

高強度運動は運動中の血圧上昇が大きく，心臓への負担も大きくなるため，突然死や心筋梗塞を生じる危険性が高まる。そのため，慢性疾患のリスクを有する人，特に高血圧患者や心血管疾患患者が運動を実施する場合は，事前にメディカルチェックを行うとともに，運動強度や運動の実施自体について慎重に検討する必要がある。

---

word　メタアナリシス

システマティックレビューに含まれるもので，定量的システマティックレビューともいう。過去に実施された質の高い個別の研究で示された効果の大きさを統計的に統合する方法。

word　アンブレラレビュー

これまでに公開されているシステマティックレビューやメタアナリシスを系統的な方法で統合したもの。すなわちシステマティックレビューのシステマティックレビューであり，現状，最もエビデンスレベルの高い情報を提供するものである。

word　タウリン

タウリンは分子量124の含硫アミノ酸（硫黄を含んだアミノ酸）である。タンパク質の構成成分にはならないが，細胞内の遊離アミノ酸としてはグルタミンと並んでもっとも高濃度に存在する。生理作用として，血圧低下作用が示されている。

	リポタンパク質の種類	比重 (g/mL)	大きさのイメージ	役割・特徴
CM	カイロミクロン	< 0.96	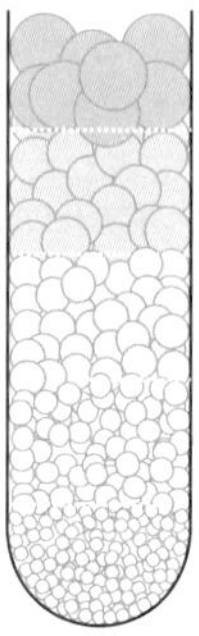	トリグリセリドが約8割を占め，最も軽い。食事で摂取した脂質を遊離脂肪酸の形で末梢組織に供給する。
VLDL	超低比重リポタンパク	0.96〜1.210		トリグリセリドが半分以上を占める。末梢組織に遊離脂肪酸を供給する。
IDL	中間比重リポタンパク	1.006〜1.019		VLDLとLDLの中間体。
LDL	低比重リポタンパク	1.019〜1.063		コレステロールが約半分を占める。末梢組織にコレステロールを供給する。
HDL	高比重リポタンパク	1.063〜1.21		アポタンパク質が約半分を占め，最も重い。末梢組織から余分なコレステロールを回収し再分配する。

図 14-19　リポタンパク質の種類と特徴
（病気がみえる vol.3, 2019 より引用改変）

表 14-4　脂質異常症の診断基準

LDL-コレステロール	140mg/dL 以上	高LDL-コレステロール血症
	120〜130mg/dL	境界域高LDLコレステロール血症
HDL-コレステロール血症	40mg/dL 未満	低HDL-コレステロール血症
トリグリセリド	150mg/dL 以上（空腹時採血）	高トリグリセリド血症
	175mg/dL 以上（随時採血）	
Non-HDL コレステロール	170mg/dL 未満	高non-HDLコレステロール血症
	150〜169mg/dL	境界域高non-HDLコレステロール血症

（日本動脈硬化学会, 動脈硬化性疾患予防ガイドライン2022年版より引用改変）

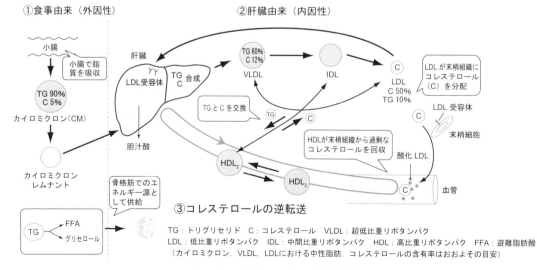

図 14-20　脂質の3つの体内輸送経路
（松澤, 2008 より引用改変）

14-4　脂質異常症

1. 脂質異常症とは

脂質異常症は，血液中の LDL コレステロール（LDL-C）やトリグリセリド（TG）* の異常高値，あるいは HDL コレステロール（HDL-C）の異常低値など，血中の脂質が異常値を示す疾患である。自覚症状はほとんどなく，徐々に全身の血管の動脈硬化が進行するため，心筋梗塞や脳梗塞など動脈硬化性疾患に対する最大の危険因子として理解されている。

2. 脂質異常症の分類・診断基準

脂質異常症には家族性高コレステロール血症でみられる遺伝子の異常などが原因となる原発性脂質異常症と，生活習慣の乱れや糖尿病など何らかの基礎疾患があって発症する二次性脂質異常症に分類される。原発性脂質異常症は全体の数％であり，二次性脂質異常症が多くを占める。脂質は血中には溶けないため，リポタンパク質という形で血中に溶け込む。脂質異常症は，これらのリポタンパク質の種類により（図 14-19），高 LDL コレステロール血症，高トリグリセリド血症，低 HDL コレステロール血症に分類される（表 14-4）。

3. 脂質異常症の原因

脂質異常症も複数の遺伝要因と環境要因により発症する多因子疾患である。生体内のコレステロールは，食事由来の外因性のものと内因性のものがある（図 14-20）。食事由来の脂肪酸やコレステロールは小腸で吸収され，カイロミクロン（CM）が形成される。CM に含まれる TG が分解されて生じた遊離脂肪酸（FFA）は，骨格筋のエネルギーとして供給される。CM はリンパ管や血中に放出され，肝臓へと運ばれる。また，肝臓で合成された内因性の TG やコレステロール（C）は，VLDL に組み込まれて血中へ分泌される。VLDL は IDL を経て LDL となり全身の組織へコレステロールを分配する。HDL は末梢組織から余剰なコレステロールを回収し，肝臓へ逆転送する。通常，血中のコレステロールは一定に保たれるよう調節されているが，食事からの過剰な脂質摂取や運動不足によりリポタンパクの代謝が抑制されることで LDL-C が増加し，HDL-C が減少することが脂質異常症の主要な原因と考えられている。

4. 日本における脂質異常症の状況

2006 年の国民健康・栄養調査によると，HDL-C と服薬状況から判断した「脂質異常症が疑われる人」は，20 歳以上の男性で 16.9％，女性で 15.0％であり，およそ 1,410 万人と推計された。2019 年の同調査では，20 歳以上の男性で 25.0％，女性で 23.2％と男女ともに増加を示している。各年齢層の割合と人口から計算すると，およそ 2,500 万人と推計される。

word　**脂質異常症**
高 LDL コレステロール血症や高トリグリセリド血症，低 HDL コレステロール血症は以前，高脂血症と呼ばれていたが，HDL-C については，低値を示すことが疾患のリスクとなることが考慮され，2007 年より高脂血症から脂質異常症に名称が変更された。

*12 章　運動と栄養・代謝　参照。

word　**家族性高コレステロール血症**
LDL 受容体の遺伝子異常により高コレステロール血症が生じる常染色体顕性遺伝疾患であり，動脈硬化性疾患の発症率が非常に高くなる。

word　**リポタンパク質**
脂質がアポタンパク質と結合したものであり，脂質をアポタンパク質が包み込むことで親水性を示し，血液中に溶け込めるようになる。血中のリポタンパク質は脂質の組成や含有量，およびアポタンパク質の種類によって大きく 5 種類に分類される。

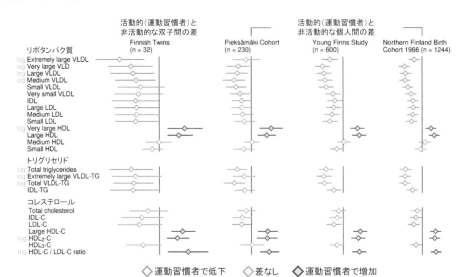

図 14-21　脂質マーカーに対する習慣的な身体活動の影響
（Kujala, *et al*., 2013 より引用改変）

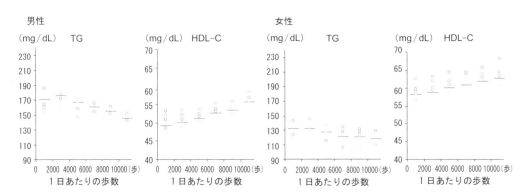

図 14-22　日本人における歩数と TG, HDL-C との関連
（Koba, *et al*., 2011 より引用改変）

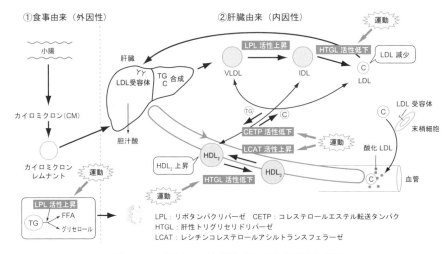

図 14-23　リポタンパク質代謝に対する運動の影響
（脂質異常治療ガイド, 2008 年版より引用改変）

5. 運動と脂質異常症の関係

（1）　これまでの主な知見

160 の RCT をまとめたメタアナリシスにおいて，運動トレーニングが TG を減少させ，HDL-C を上昇させることが報告されている。また，心疾患予防に対する食事，身体活動，座位行動の行動変容を行った RCT をまとめたシステマティックレビューでは，LDL-C と総コレステロールを減少させることが示されている。複数のコホート研究をまとめたメタアナリシスにおいても，継続して習慣的な身体活動を実施している者で良好な脂質代謝を示すことが報告されている（図 14-21）。

（2）　日本人を対象とした研究

日本をはじめ，韓国，台湾を含む東アジアを対象に有酸素運動と脂質代謝を検討した RCT のメタアナリシスにおいて，週 150 分以上の中強度の運動が HDL-C を上昇させ，TG と総コレステロールを減少させることが示されている。また，運動療法による RCT のメタアナリシスでは，TG が有意に減少し，HDL-C が有意に増加することが示されており，1 日あたりの歩行数が多いほど TG は低く，HDL-C が高いことが認められている（図 14-22）。

（3）　運動による脂質異常症の予防機序

運動は脂質代謝に関連するタンパク質や酵素活性を変化させることで LDL-C を減少させるとともに，HDL-C を増加させることが示されている（図 14-23）。身体活動，特に有酸素運動は血管内皮細胞に存在するリポタンパクリパーゼ（LPL）の活性を上昇させ，CM や VLDL 中の TG の分解を亢進する。TG の分解により生じた FFA が骨格筋でエネルギー源として利用されることで，血中の TG や VLDL は低下する。また，身体活動は IDL を LDL に変換する酵素である肝性トリグリセリドリパーゼ（HTGL）の活性を低下させ，LDL-C を減少させる。さらに身体活動は，レシチンコレステロールアシルトランスフェラーゼ（LCAT）活性を上昇させたり，コレステロールエステル転送タンパク（CETP）活性を低下させたりして，抗動脈硬化作用の強いとされる HDL_2 の増大をもたらし，末梢組織の過剰なコレステロール蓄積を防ぐ。

（4）　脂質異常症の予防・改善のための運動

脂質異常症診療ガイド 2018 では，脂質異常症に対する運動療法として，ウォーキングやジョギング，水泳，サイクリングなどの中等度の有酸素運動（ボルグスケールで楽である〜ややきつい）を毎日合計 30 分以上を目標に，少なくとも週に 3 回は実施することを推奨している。1 日の運動は 10 分程度の運動を数回に分けて行ってもよいとされている。

word　リポタンパクリパーゼ（LPL）
脂肪組織，骨格筋に豊富に発現する酵素で毛細血管の血管内皮細胞表面に存在する。VLDL や CM 中の TG を加水分解し，組織内に FFA を取り込ませる。

word　肝性トリグリセリドリパーゼ（HTGL）
CM や IDL に含まれる TG を分解し，それぞれ，カイロミクロンレムナントや LDL にする酵素。

word　レシチンコレステロールアシルトランスフェラーゼ（LCAT）
HDL と結合して，末梢組織細胞膜などから受けとった遊離コレステロールをエステル化してコレステロールエステルを生成する酵素。

word　コレステロールエステル転送タンパク（CETP）
肝臓や小腸で合成されるタンパクであり，HDL のコレステロールを VLDL や LDL に転送することで，HDL や LDL の量や質を調整している。

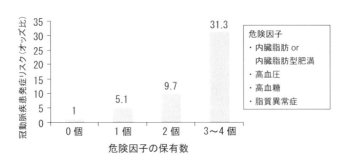

図 14-24　メタボリックシンドロームの脅威
(Nakamura, *et al.*, 2001 より引用改変)

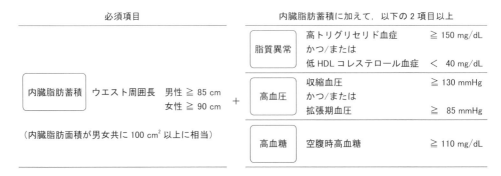

図 14-25　メタボリックシンドロームの診断基準
(日本内科学会雑誌, 2005 より引用改変)

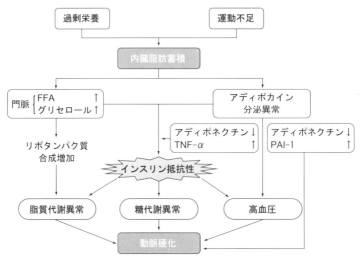

図 14-26　メタボリックシンドロームと動脈硬化との関連
(徳永, 2006 より引用改変)

14-5　メタボリックシンドローム

1．メタボリックシンドロームとは

　メタボリックシンドロームは，内臓脂肪の蓄積を基盤として，糖代謝異常，高血圧，脂質代謝異常を複数合併するマルチプルリスクファクター症候群であり，心筋梗塞や脳梗塞など，動脈硬化性疾患の強力な危険因子となる。それぞれの疾患の程度は軽度であっても，それらが重複することにより心疾患のリスクが相乗的に増加する（図14-24）。そのため，メタボリックシンドロームの概念は，各疾患に対して個別に薬物治療で対処するのではなく，共通の原因である内臓脂肪を運動や食事などの生活習慣によって減少させることで，網羅的に個々のリスクを改善するとともに，その後の動脈硬化発生を予防するという目的で確立された。

2．メタボリックシンドロームの診断基準

　日本では，関連8学会*合同でメタボリックシンドロームの診断基準が策定され，ウエスト周囲長が男性で85 cm，女性で90 cm以上であることを必須項目とし，高血糖，高血圧，脂質異常のうち2つ以上に該当する場合と定義されている（図14-25）。ウエスト周囲長は男女共に内臓脂肪面積が100 cm^{2}に相当する基準値として設定された。

3．メタボリックシンドロームの原因

　環境要因と遺伝要因によって生じる内臓脂肪の蓄積が主な原因であり，内臓脂肪が分泌するアディポカインが重要な因子であることが明らかにされている。内臓脂肪の蓄積により，インスリン受容体を介した情報伝達を阻害するTNF-αが増加し，インスリン抵抗性を引き起こす（図14-26）。また，血液線溶活性を低下させるプラスミノーゲンアクチベータ・インヒビター（PAI-1）が増加し，血栓形成に関与する。さらに，血圧上昇作用をもつアンギオテンシノーゲンも増加する。

　一方で，内臓脂肪の蓄積により，抗糖尿病，抗動脈硬化など多様な疾患予防作用を示すアディポネクチンは低下するため，インスリン感受性が低下し，インスリン抵抗性が生じるとともに，動脈硬化が進行する。また，内臓脂肪蓄積によるFFA，グリセロールの大量供給がVLDLの合成分泌を促進し，脂質異常症の原因となることも示されている。

4．日本におけるメタボリックシンドロームの状況

　2019年の国民健康・栄養調査によると，40〜74歳におけるメタボリックシンドロームが強く疑われる者，および予備群と考えられる者の割合は，男性でそれぞれ29.8％と24.7％，女性で9.8％と7.2％であり，男性で約2人に1人，女性で約6人に1人がメタボリックシンドローム，あるいは予備群であると推計される。

＊診断基準策定の8学会
日本内科学会，日本動脈硬化学会，日本糖尿病学会，日本肥満学会，日本高血圧学会，日本循環器学会，日本腎臓病学会，日本血栓止血学会

word　ウエスト周囲長
両足をそろえた立位で，軽い呼気時の終末に臍（へそ）の位置（高さ）で計測する。過剰な脂肪蓄積により，臍が正常位にない場合は，肋骨下縁と前腸骨稜上線（腰骨の突起部分）の中点の高さで測定する。

word　PAI-1
アディポカインのひとつであり，血液線溶系を強力に阻害する因子である。肥満や脂質異常症，糖尿病などに起因する血栓形成に強く関与する。

word　アンギオテンシノーゲン
肝臓や脂肪細胞で産生・分泌されるアディポカインであり，腎臓から分泌されるレニンの作用でアンギオテンシンⅠに変換される。さらに，アンギオテンシン変換酵素によりアンギオテンシンⅡに変換される。アンギオテンシンⅡは強力な末梢血管収縮作用をもつほか，血中のカリウムを排泄させ，ナトリウムの再吸収を促進するアルドステロンの分泌を促す。そのため，アンギオテンシノーゲンの増加は血液の水分量を増やし，血圧の上昇を惹起する。

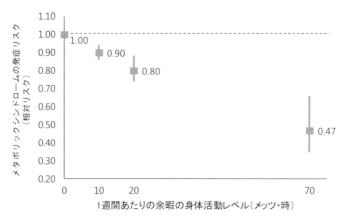

図 14-27 1 週間当たりの余暇の身体活動レベルとメタボリックシンドローム発症リスク
（Zhang, *et al*., 2017 より引用改変）

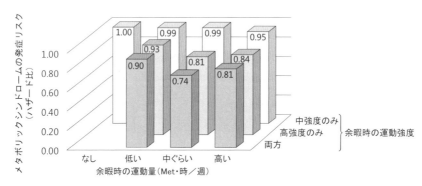

図 14-28 日本人労働者を対象とした余暇の身体活動レベルとメタボリックシンドロームの発症リスク
（Kuwahara, *et al*., 2016 より引用改変）

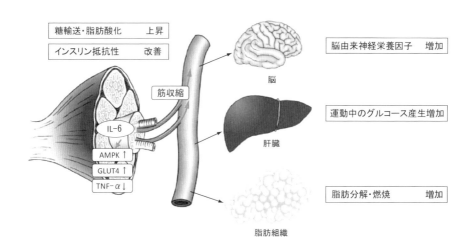

図 14-29 マイオカインとしての IL-6 の役割
（河田，2008 より引用改変）

5．運動とメタボリックシンドロームの関係

（1）　これまでの主な知見

　15のコホート研究をまとめたメタアナリシスでは，1週間あたりの余暇の身体活動レベル（メッツ・時）が高いほどメタボリックシンドロームの発症リスクが低下することが報告されている（図14-27）。一方，メタボリックシンドロームに対するレジスタンストレーニングの効果を検討したRCTのメタアナリシスでは，収縮期血圧には改善効果がみられたものの，それ以外の指標では効果が示されていない。さらに，遠隔管理による運動指導がメタボリックシンドロームの関連指標を改善することが報告されており，今後も様々な運動指導の効果が明らかにされることが期待されている。

（2）　日本人を対象とした研究

　日本人を対象にコホート研究にて予防効果を検討した報告は少ないが，労働者を5年間追跡した報告において，余暇における高強度の身体活動がメタボリックシンドロームの発症を抑制することが示されている（図14-28）。

（3）　運動によるメタボリックシンドロームの予防機序

　習慣的な運動によるメタボリックシンドロームの予防機序としては，肥満や糖尿病，高血圧，脂質異常症に対する運動の効果が複合的に関連していると考えられる。

　レジスタンス運動による予防機序については，肥大化した筋肉での糖の取り込み増加や，マイオカイン分泌増加による脂質代謝の亢進などが考えられている。マイオカインの一種であるIL-6はAMPKを介した糖の取り込み増加や，運動中の肝臓でのグルコース産生を増加させることも報告されている（図14-29）。また運動は，白色脂肪細胞の褐色化（ミトコンドリア量などが増加して，褐色脂肪細胞の特性に近づく）を促進させるマイオカイン（イリシンなど）の分泌亢進ももたらすと指摘されている。このように，運動に伴うマイオカイン分泌が，メタボリックシンドローム予防に寄与している可能性がある。

（4）　メタボリックシンドロームの予防・改善のための運動

　健康づくりのための身体活動基準2013[*]では，メタボリックシンドロームを含む生活習慣病の発症リスクを低減させるための望ましい身体活動の基準として，「強度が3メッツ以上の身体活動を23メッツ・時/週行う。具体的には，歩行又はそれと同等以上の強度の身体活動を毎日60分行う」ことを提示している。

　メッツからカロリーへの変換をすると，達成することが望ましいとされている週23メッツ・時は，体重60kgの人の場合，約1,400kcalのエネルギー消費であり，1日60分の歩行（約8,000〜10,000歩）を毎日実施した活動量に相当する。

---

word　マイオカイン
筋細胞から分泌される生理活性物質の総称である。詳細な機能はまだわかっておらず，また未発見のマイオカインが多数存在する可能性が示唆されており，今後の研究が注目されている。

word　IL-6（Interleukin-6）
インターロイキン6。免疫を司る機能をもち，各臓器に作用して，糖代謝や脂質代謝，脳由来神経栄養因子発現などを活性化するとされている。

[*]15章　運動の実践　参照。

word　メッツからカロリーへの変換
ある身体活動量に相当するエネルギー消費量は，個人の体重によって異なるため，以下の簡易換算式から算出することができる。
エネルギー消費量（kcal）＝身体活動量（メッツ・時）× 体重（kg）

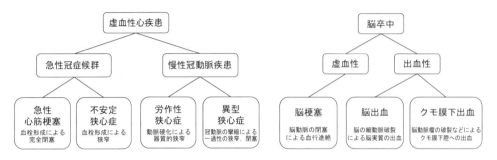

図 14-30　循環器疾患の分類

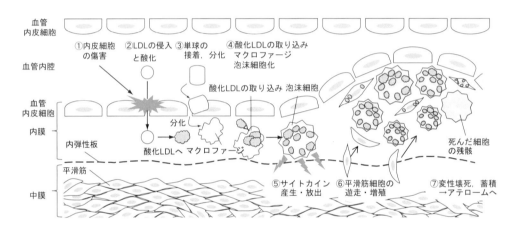

図 14-31　動脈硬化（アテローム硬化）の発生・進展メカニズム

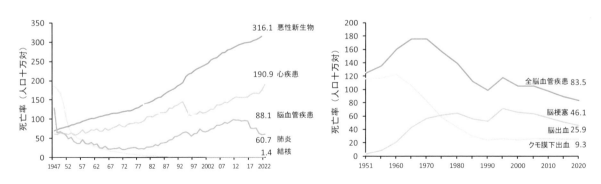

図 14-32　主要死因の年次推移（左）と脳血管疾患の死亡率の年次推移（右）
(2022 年人口動態統計より引用改変)

14-6　循環器疾患

1.　循環器疾患とは

心疾患や脳血管疾患など血液循環に関連する疾患のことをいう。特に虚血性心疾患と脳卒中は，生活習慣が主な発症原因となる疾患である。虚血性心疾患は，冠動脈の狭窄あるいは閉塞により心筋が虚血状態になった病態である。脳卒中は脳血管の閉塞あるいは破綻により，麻痺やしびれ，激しい頭痛，意識障害などが発現した状態の総称である。

2.　循環器疾患の分類

虚血性心疾患は，心筋梗塞と狭心症に大別されるが，その発生機序から急性冠症候群（ACS）と慢性冠動脈疾患に分類される。ACS は冠動脈が狭窄した不安定狭心症と閉塞した急性心筋梗塞に分類され，慢性冠動脈疾患は器質的な冠動脈狭窄が原因である労作性狭心症と冠攣縮が原因となる異型狭心症に分類される。脳卒中は，脳血管の狭窄・閉塞による虚血性疾患（脳梗塞）と，脳血管の破綻による出血性疾患に大別され，出血性疾患はさらに脳出血とクモ膜下出血に分類される（図 14-30）。

3.　循環器疾患の原因

虚血性心疾患の主な原因は動脈硬化であり，多くの臨床研究により，動脈硬化を促進させる危険因子が明らかにされている。修正可能なものとしては，高血圧，脂質異常症，糖尿病，肥満などの疾患や喫煙，運動不足，過度なストレスなどの生活習慣因子が示されている。

脳卒中に対しては，これら同様の因子に加えて，過度な飲酒が危険因子として明らかにされている。

循環器疾患発症の中心的な原因となる動脈硬化（アテローム硬化）は，①血管内皮細胞の傷害，②LDL の侵入と酸化，③単球の接着・分化，④酸化 LDL の取り込み・マクロファージの泡沫細胞化，⑤サイトカインの産生・放出，⑥平滑筋細胞の遊走・増殖，⑦変性壊死による脂質壊死巣の蓄積（アテローム性プラーク形成），という形で発生する（図 14-31）。プラークが破綻した場合，そこに血栓が形成されて狭窄はさらに進行する。血栓が剥がれた場合は，塞栓となる可能性がある。

4.　日本における循環器疾患の状況

2022 年の人口動態統計によると，循環器疾患による死亡者数は約 38.1 万人（死亡総数に占める割合 24.2%）であり，第 1 位の悪性新生物（38.6 万人，24.6%）と並ぶ。そのうち心疾患と脳血管疾患による死亡者数は，それぞれ約 23 万人と約 11 万人である。かつて死因の第 1 位だった脳血管疾患は減少傾向にある。減塩や降圧薬の進歩，食生活の欧米化や運動不足の増加などにより脳出血は減少し，脳梗塞が増加している。現在も脳梗塞が半数以上を占めているものの，減少傾向にある（図 14-32）。

word　**急性冠症候群（ACS）**
ACS は Acute Coronary Syndrome の略称。以前は動脈硬化の進行により狭心症，急性心筋梗塞に進展すると考えられていたが，急性心筋梗塞の発生機序が明らかになり，プラークの破綻による血栓形成に起因する急性虚血性心疾患を総称して ACS と呼ぶようになった。

word　**冠攣縮（かんれんしゅく）**
冠動脈が一過性に異常収縮することをいい，冠動脈の狭窄や閉塞を引き起こす。

word　**脳梗塞**
脳梗塞にはさらに，アテローム性脳梗塞，心原性脳梗塞，ラクナ梗塞に分けられる。

word　**アテローム**
血管内膜に脂質や平滑筋細胞，コラーゲンなどの結合組織などの沈着物が集積したもので，アテロームによる動脈壁の肥厚をアテローム性プラークという。

word　**プラーク**
動脈硬化巣にみられる動脈壁の肥厚性変化のことをいう。プラークの内部は脂質や壊死細胞の残骸などが蓄積している。

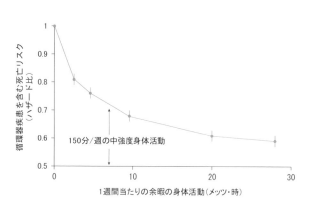

図 14-33　身体活動量と循環器疾患を含む死亡率の関連
（Kraus, *et al.*, 2019 を参考に Moore, *et al.*, 2012 より引用改変）

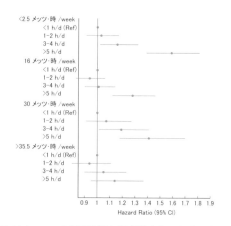

図 14-34　TV の視聴時間と循環器疾患による死亡リスク
（Ekelund, *et al.*, 2019 より引用改変）

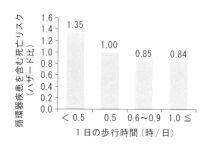

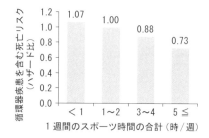

図 14-35　日本人を対象とした運動と循環器疾患の関連
（Noda, *et al.*, 2005 より引用改変）

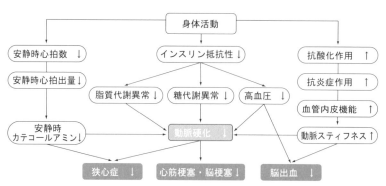

図 14-36　身体活動による循環器疾患の予防機序

5.　運動と循環器疾患の関係

（1）　これまでの主な知見

ロンドンバススタディに端を発し，中高年者を対象とした多くの前向きコホート研究において身体活動と心疾患の関連が検討され，アンブレラレビューにおいて，身体活動による心疾患の発症予防効果が示されている（図14-33）。世界保健機関（WHO）による「食生活，栄養と慢性疾患の予防」において，定期的な身体活動が心疾患や脳血管疾患などの循環器疾患の発症リスクを低下させることは「確実」とされており，身体活動が循環器疾患の発症を予防し，死亡を減少させることが明らかとなっている。また，身体活動を行っていても，それ以外の時間に座っている（座位行動）時間が長いと，心疾患による死亡リスクが高くなることがメタアナリスにおいて示されている（図14-34）。

（2）　日本人を対象とした研究

日本人を対象として，身体活動と心疾患，および脳血管疾患の関連を検討した前向きコホート研究は少ない。しかしながら，1日あたりの歩行時間や1週間当たりのスポーツ時間が長いほど循環器疾患による死亡リスクが有意に低いなど（図14-35），日本人を対象とした研究においても，身体活動が循環器疾患の発症を予防することが示されている。

（3）　運動による循環器疾患の予防機序

運動の心筋梗塞や脳梗塞に対する予防機序として，脂質代謝の改善やインスリン抵抗性の改善，抗炎症作用，抗血小板粘着作用といった動脈硬化に関連する危険因子の改善効果を介していることが考えられる（図14-36）。

心臓への直接効果としては，主に心筋への酸素供給の維持・増加と心筋への負荷あるいは酸素需要の減少があげられる。身体活動は，血管拡張作用をもつ一酸化窒素*を増加させ，心筋への酸素供給を増加させる。また，安静時および最大下運動時の心拍数や心拍出量，収縮期血圧，血中カテコールアミンを減少させることで，心筋の酸素需要を減少させる。これらの作用により心臓への酸素供給が安定し，虚血を予防するとされている。

脳出血の予防については，運動の高血圧改善効果や動脈の伸展性増大作用が寄与していると考えられている。

（4）　循環器疾患の予防・改善のための運動

動脈硬化性疾患予防ガイドライン2022では，ウォーキングやスロージョギングなどの中強度以上の有酸素運動を中心とした運動を1日合計30分以上，週に3日以上（可能であれば毎日）実施することが推奨されている。また，こまめに歩くなど，座りがちな生活をできるだけ避けることも推奨されている。

> **word　ロンドンバススタディ**
> 1950年代に，Morris らが2階建てロンドンバスの車掌と運転手を比較し，身体活動量の多い車掌の冠動脈疾患発症リスクが低いことを示した研究。運動と健康との関連を検討した最初の研究であり，この研究をきっかけに，運動不足が疾患の原因となると考えられるようになった。

> **word　座位行動**
> 起きている時間の活動のうち，1.5メッツ以下の身体活動をさす。主に座っているか，寝転んでいる状態。1日の活動のうちのおよそ55～60％を占める。

*13章　運動と酸化ストレス　参照。

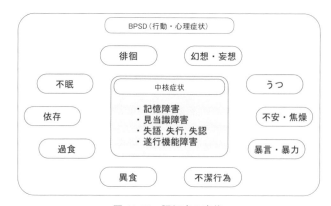

図 14-37　認知症の症状
（病気がみえる vol. 7, 2018 より引用改変）

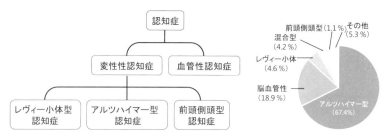

図 14-38　認知症の分類とその割合
（左図：病気がみえる vol.7, 2018, 右図：Ikejima, *et al*., 2012 より引用改変）

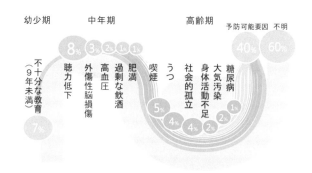

図 14-39　認知症の発症リスクを高める危険因子
（Livingston, *et al*., 2020 より引用改変）

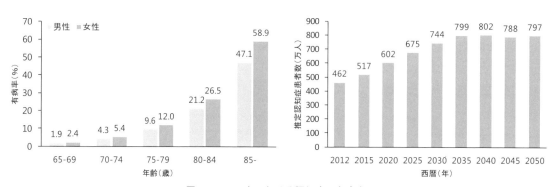

図 14-40　日本における認知症の有病率
（左図：朝田, 2012, 右図：二宮, 2014 より引用改変）

14-7　認　知　症

1. 認知症とは

認知症とは，一度正常に発達した「記憶」「学習」「判断」などの脳の知的・認知機能が後天的な脳の障害によって持続的に低下し，日常生活や社会生活に支障をきたす状態であり，介護や支援に至る主因となる。加齢による「もの忘れ」とは異なり，体験したことの一部だけではなく，体験したこと自体を忘れる。また，記憶障害などの中核症状の他に，徘徊や暴言・暴力，幻覚・妄想やうつなどの BPSD（行動・心理症状）と呼ばれる二次的な症状がみられる（図 14-37）。

2. 認知症の分類

認知症は，アルツハイマー型認知症のように脳神経細胞が変性することにより起こる変性性認知症と脳梗塞や脳出血などの脳血管障害により起こる脳血管性認知症に大別される。アルツハイマー型認知症が最も多く，2/3 以上を占める（図 14-38）。また，認知症の前駆状態である軽度認知障害（MCI, mild cognitive impairment）も注目され，早期発見・早期治療により認知症の発症を抑制できる可能性が期待されている。

3. 認知症発症の原因

アルツハイマー型認知症の発生機序として，まずアミロイド β と呼ばれるタンパク質が脳内に蓄積し老人斑が形成される。老人斑はタウタンパクを異常リン酸化し，神経原線維変化を引き起こす。これらが神経細胞を傷害して，神経細胞の変性・脱落を引き起こすというアミロイド仮説が有力である。一方，脳血管性認知症は，主に動脈硬化による脳の循環不全によって神経細胞が脱落，変性することが原因と考えられている。

4. 認知症の予防

複数のメタアナリシスにより，認知症の発症リスクを高める要因として，ApoE 遺伝子多型などの遺伝要因や環境要因が示されている。修正可能な環境要因として，幼少期の不十分な教育や中年期の聴力低下が大きく寄与していることが明らかになっている。また，肥満や高血圧，糖尿病，飲酒，喫煙，身体活動不足などや，うつや社会的孤立など，生活習慣に関するものや人のつながりの重要性も示されている（図 14-39）。

5. 日本における認知症の状況

2012 年に行われた調査では，65 歳以上の認知症有病率は約 15% であり，患者数は約 462 万人に上ると推定されている。高齢なほど有病率は上昇し，65 歳以上の 10 人に一人，85 歳以上では 3〜4 人に一人が認知症とされ，各年齢層の認知症有病率が 2012 年以降も一定の場合，2030 年の認知症有病率は約 700 万人に達すると推計されている（図 14-40）。

word　**認知症**
認知症診断の手順は，問診，認知機能検査，血液検査，画像診断等の流れで行う。認知機能検査（スクリーニング検査）としては，Mini-Mental State Examination（MMSE）や改訂長谷川式簡易知能評価スケール（HDS-R）が汎用されている。

word　**BPSD**
行動・心理症状（BPSD, brain and psychological symptoms of dementia）。中核症状に付随して二次的にみられる症状。中核症状と比べて個人差が大きい。患者や家族の悩みや負担となることが多いが，環境とケアを整えることで軽減が期待できる。

word　**軽度認知障害（MCI）**
認知症まで至らないが，軽度な認知機能の低下が認められる状態を指す。日本における MCI の有病率は 11〜17% とされており，年間で 5〜15% が認知症に移行する。一方で，14〜44% は正常に回復することも報告されている。2010 年には MCI よりさらに前段階である preclinical stage の概念も取り入れられ，超早期の介入・予防の方向性が明確になり，その重要性が示唆されている。MCI の評価について日本で標準化されているものはなく，認知症のスクリーニング検査にウェクスラー記憶検査（WMS-R）や Rey Auditory Verbal Learning Test（RAVLT）などの記憶検査を追加して評価する。

word　**ApoE 遺伝子多型**
アポリポタンパク E（ApoE）はアルツハイマー型認知症の強力な疾患感受性遺伝子で，$\varepsilon 2, \varepsilon 3, \varepsilon 4$ の遺伝子型がある。日本人では，野生型（正常）である $\varepsilon 3/\varepsilon 3$ に対して，$\varepsilon 3/\varepsilon 4$ ではアルツハイマー型認知症のリスクが 3.9〜5.6 倍，$\varepsilon 4/\varepsilon 4$ では 21.8〜33.1 倍と報告されている。

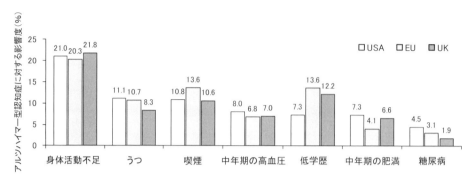

図 14-41　アルツハイマー型認知症に対する関連要因の影響度
(Norton, *et al.*, 2014 より引用改変)

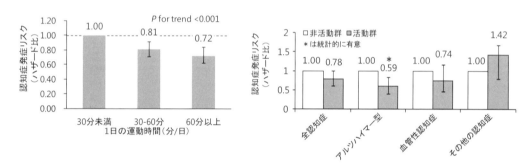

図 14-42　日本人を対象とした運動と認知症発症の関連
(左：Tomata, *et al.*, 2019,　右：Kishimoto, *et al.*, 2016 より引用改変)

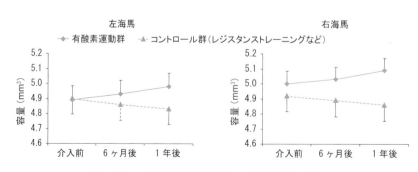

図 14-43　1 年間の有酸素運動による海馬容量の増加
(Erickson, *et al.*, 2011 より引用改変)

6. 運動と認知症の関係

(1) これまでの主な知見

27 のシステマティックレビューをまとめたアンブレラレビューは，身体活動や運動が MCI や認知症を改善すると示唆している（エビデンスの質：非常に低い〜中）。また，アメリカ，EU，イギリスにおいて，アルツハイマー型認知症発症に対する関連要因の影響度を検討した報告では，身体活動不足が最も強い影響因子になるとされている（図 14-41）。一方で，中〜高強度の有酸素運動とレジスタンストレーニングの介入を行った RCT では，運動介入によって，軽度から中程度の認知症を悪化させる可能性も指摘されており，今後のさらなる検証が望まれる。

(2) 日本人を対象とした研究

身体活動と認知的活動を組み合わせた活動を実施した RCT において、MCI の高齢者における認知機能の低下を抑制することが報告されている。また，いくつかのコホート研究において，継続的に活動的な生活を送ることが，認知症（特にアルツハイマー型認知症）の発症リスクを低下させることが報告されている（図 14-42）。

(3) 運動による認知症の予防機序

シナプス可塑性や記憶・学習，神経新生，酸化ストレスから神経細胞を保護する脳由来神経栄養因子（BDNF, brain-derived neurotrophic factor）は脳内では海馬に最も高濃度に含まれており，運動時には脳内の BDNF 量が増加することが示されている。また，骨格筋からもマイオカインとして BDNF が産生されることが示されており，運動による BDNF 量の増加が記憶を司る海馬の神経新生を亢進させ，神経細胞の脱落を抑制することで認知症を予防している可能性が指摘されている。実際に，有酸素運動によって人の海馬容量が増加することも報告されている（図 14-43）。

また，運動は動脈硬化を予防・改善することで脳血管性認知症の発症予防にも寄与している。すなわち，運動はアルツハイマー型認知症と脳血管型認知症の両方に対して効果を発揮すると考えられる。

(4) 認知症の予防・改善のための運動

まだ具体的な運動処方は示されていないものの，認知症疾患診療ガイドライン 2017 では，「運動を積極的に取り入れることが推奨される」としている。これまでの報告から，ウォーキングなどの低強度から中強度の有酸素運動と認知課題を組み合わせた活動（コグニサイズ）を 1 日 30 分以上，週に 3 回程度実施することが効果的である可能性が示唆されている。コグニサイズやダンスなどのように，認知課題や振付を覚えるなどの知的活動を組み合わせるとさらに効果的になるとの指摘もある。

---

word　BDNF

細胞の新生や生存，保護に係わるタンパク質。海馬において多く発現し，シナプス伝達亢進や長期記憶増強作用，学習能力改善などの生理作用を持つ。近年は骨格筋からも分泌されることが報告されており，マイオカインとしてもその役割が注目されている。

word　コグニサイズ

Cognition（コグニション：認知）と Exercise（エクササイズ：運動）を組み合わせた造語。認知課題と運動を同時に行うことで脳とからだの機能を効果的に向上させ，認知症の予防を目的として，国立長寿医療研究センターが開発した。コグニステップやコグニウォーク，コグニダンスなどがある。

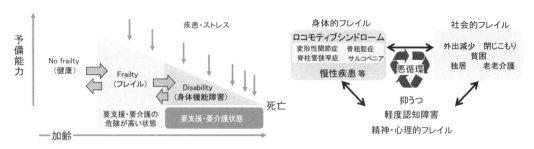

図 14-44   要介護に至るフレイルモデル，フレイルの多面性
（葛谷，2009，原田，2015 より引用改変）

表 14-5   日本版 CHS（Cardiovascular Health Study）基準によるフレイルの評価方法

項　目	評価基準
1 体重減少	6 ヶ月で 2 〜 3 kg 以上の（意図しない）体重減少
2 筋力低下	握力：男 < 28 kg，女 < 18 kg スクリーニング：ペットボトルの蓋が開けにくい，階段が昇りづらい
3 疲労感	（この 2 週間に）わけもなく疲れたような感じがする
4 歩行速度	通常歩行速度 < 1.0 m／秒 スクリーニング：以前に比べて歩く速度が遅くなってきたと思う，青信号の間に横断歩道を渡り切れない
5 身体活動	①軽い運動・体操などをしていますか？　②定期的な運動・スポーツをしていますか？ 上記の 2 つのいずれにも，「週 1 回もしていない」と回答

※上記 5 項目のうち，3 項目以上該当する場合はフレイル，1 〜 2 項目該当する場合はプレフレイルと判定する。
（Satake *et al*., 2017 より引用改変）

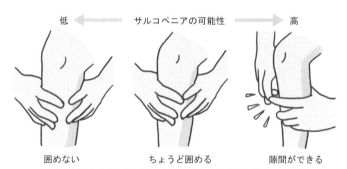

囲めない   ちょうど囲める   隙間ができる
両手の親指と人差し指で輪を作り，ふくらはぎの一番太い部位を囲む

図 14-45   サルコペニアのスクリーニングテスト（指輪っかテスト）
（飯島，2016 より引用改変）

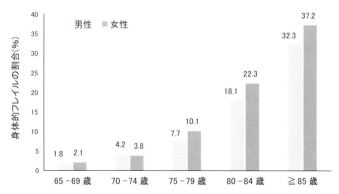

図 14-46   日本の地域在住高齢者における身体的フレイルの有病率
（Kojima, *et al*., 2017 より引用改変）

14-8　フレイル

1. フレイルとは

フレイルは，日本老年医学会が 2014 年に提唱した用語であり，「加齢に伴う予備能力低下のため，ストレスに対する回復力が低下した状態」を表す "frailty" を訳したものである。要介護状態に至る前段階として位置づけられるが（図 14-44 左），身体的な機能低下のみならず，精神・心理的な要因や社会的要因など多面的な要素を含み，自立障害や死亡等の健康障害を招きやすい状態を示す（図 14-44 右）。老年人口が 3,617 万人（高齢化率 28.7%，2020 年）であり，健康寿命の延伸により介護，医療費の削減を目指す日本において，フレイルを予防することは極めて重要な課題である。

2. フレイルの評価基準

身体的フレイルを評価する代表的な指標として，Fried らによる表現型モデルと Rockwood らによる欠損（障害）累積モデルがある。Fried らの Cardiovascular Health Study 基準（CHS 基準）が世界的に最も使用されており，①体重減少，②筋力低下，③疲労感，④歩行速度の低下，⑤活動量の低下の 5 項目のうち，3 つ以上に当てはまる場合にフレイルと判定する（表 14-5）。2020 年 4 月からは 75 歳以上の後期高齢者を対象に 15 項目の質問票を用いたフレイル健診が実施されている。精神・心理的フレイルについては，身体的フレイルと抑うつや認知機能評価を合わせた評価，社会的フレイルについては，外出機会の減少や人との交流等で評価する報告がみられるが，統一された評価基準はまだない。

3. フレイルの要因

他の生活習慣病と同様にフレイルの関連要因も多岐にわたるが，身体的フレイルについては,活動量の低下による筋量,および筋力の低下（サルコペニア）が大きな要因であるといえる（図 14-45）。食生活（低栄養），肥満やメタボリックシンドローム，心血管疾患等の生活習慣病や社会的孤立なども要因として挙げられるが，これらが身体的，社会的に活動的ではない生活習慣に起因することを考慮すると，運動や身体活動，特に誰かと一緒に身体を動かす活動がフレイル予防に果たす役割は極めて大きい。

4. 日本におけるフレイルの状況

地域在住の高齢者を対象とした 5 つのコホート研究の結果を統合した報告では，65 歳以上のフレイルの有病率は 7.4% であった。加齢とともに有病率は上昇し，75 歳以上の後期高齢者では男性より女性の割合が高いことが示されている（図 14-46）。また,2 年間でプレフレイルの 4.3%，フレイルの 17.6% が要支援・要介護に移行することも報告されている。

word **frailty**
「虚弱」などの訳が使用されていたが，改善不可能な不可逆性や一方向性の（どんどん弱くなっていく）イメージをなくすために「フレイル」という訳語に変更され，フレイル予防の普及，啓発が盛んに行われている。

word **健康寿命**
寝たきりや認知症など，介護される必要がなく自立して生活できる期間を指す。健康日本 21（第二次）の基本方針の第 1 番目に健康寿命の延伸と健康格差の縮小が示されている。

word **欠損（障害）累積モデル**
Rochwood らが提唱する概念であり，フレイルを臨床的かつ包括的に評価する方法である。30 ～ 70 項目の要因から Frailty Index を算出する。死亡など将来の健康障害の優れた予測因子であることが示されている。

word **サルコペニア**
加齢や疾患に伴う骨格筋の萎縮と筋力低下を表す。Rosenberg によって提唱された概念で，ギリシャ語の「sarx（筋肉）」と「penia（喪失・減少）」を組み合わせた造語である。

word **プレフレイル**
フレイルに至る前段階の状態を指す。

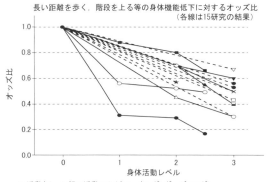

長い距離を歩く，階段を上る等の身体機能低下に対するオッズ比
（各線は15研究の結果）

0=活動なし，1=軽い活動のみ（ウォーキング，ガーデニング），
2=中強度の活動（1日30分，週に3～5日），3=高強度/長時間の複合的な活動

図 14-47　身体機能低下への身体活動の効果
（Dipietro, *et al*., 2019 より引用改変）

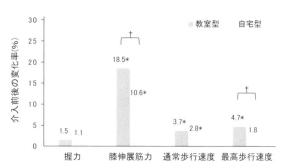

教室群は自宅型よりも1回90分の教室型プログラムを9回多く実施
*は介入前後で統計的有意差あり，†は教室型と自宅型で統計的有意差あり

**図 14-48　日本人高齢者を対象とした複合的
介入による身体機能の変化**
（Watanabe, *et al*., 2020 より引用改変）

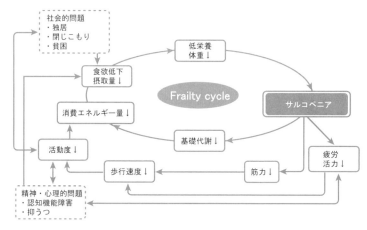

図 14-49　フレイルに関連する要因（フレイルティ・サイクル）
（Xue, *et al*., 2008 より引用改変）

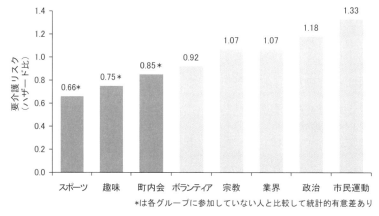

*は各グループに参加していない人と比較して統計的有意差あり

図 14-50　社会参加と要介護リスクの関連
（Kanamori, *et al*., 2014 より引用改変）

5. 運動とフレイルの関係

(1) これまでの主な知見

有酸素運動やレジスタンス・バランストレーニングなどを組み合わせた複合的な運動が筋力や歩行，身体機能の改善に寄与し，フレイルを予防，改善することが，アンブレラレビューによって示されている。また，レジスタンストレーニングだけでも筋力や歩行速度などの身体機能の改善に寄与することも示されている（図 14-47）。

(2) 日本人を対象とした研究

高齢者の健康寿命の延伸が課題である日本では多くの介入研究が実施されており，運動だけではなく高齢期の種々の機能低下を抑制するプログラムを組み合わせた複合的な介入が効果的であることが示されている。運動（週 1 回，90 分）や歩数計の活用，口腔ケア，日誌，栄養教育等を合わせた 12 週間の複合的介入（教室型と自宅型）を実施したクラスター RCT では，膝伸展筋力や歩行速度が改善し，サルコペニアおよびフレイル予防に効果的であったと報告されている（図 14-48）。

(3) 運動によるフレイルの予防機序

フレイルの要因が主に身体活動，および社会的活動の低下であるため，身体的フレイルに対しては，運動することによる骨格筋の維持・増加，および社会的フレイルに対しては，他者と一緒に運動することによる人とのつながりや交流の促進が基本的なフレイル予防に貢献している。また，運動による抑うつ予防効果[*]や認知機能向上効果[**]は精神・心理的フレイルの予防に寄与する（図 14-49）。加えて，生活習慣等の個人要因だけではなく，居住地域の安全性や歩きやすさといった近隣の物理的構築環境の重要性も示唆されており，外出しやすい環境や社会との交流機会が得られやすい環境等による身体活動や社会参加の増加を介した予防対策も注目されている。

(4) フレイルの予防・改善のための運動

フレイル診療ガイド 2018 では，フレイルの発症・進行を予防するための運動プログラムとして，レジスタンストレーニング，バランストレーニング，機能的トレーニングなどを組み合わせる多因子運動プログラム（マルチコンポーネント運動：マルチコ運動）が推奨されている。プログラムの運動強度は中等度から高強度で，漸増的に強度を上げていくことが推奨されている。

また，日本の複数のコホート研究において，社会的な組織・グループへの参加，特に趣味やスポーツ関係のグループに参加することで要介護リスクを下げることが示されており，積極的な社会参加もフレイル予防のために推奨されている（図 14-50）。

---

word　クラスター RCT

学校や病院などの施設や地域を 1 つのまとまり（クラスター）として，ランダムに割り付けて結果を比較する研究方法である。個人を割り付けることが困難または適切でない場合に使用される。

[*]14 章　運動と疾病
　　14-12　精神疾患　参照。
[**]14 章　運動と疾病
　　14-7　認知症　参照。

word　マルチコンポーネント運動（マルチコ運動）

筋力，バランス能力，柔軟性などの複数の体力要素を高めることができる運動を指し，サーキットトレーニングのように有酸素運動，筋トレ，バランストレーニングなどを組み合わせて実施する運動プログラムが典型的で，ダンスやラジオ体操，ヨガ，太極拳などが例として挙げられる。

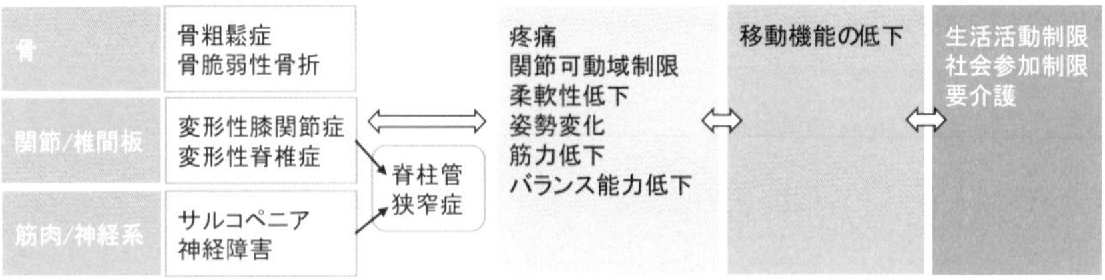

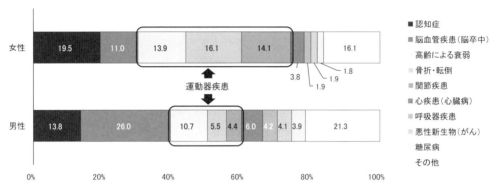

図 14-51　ロコモの構成概念
(ロコモ推進協議会，ロコモ ONLINE より引用改変)

図 14-52　介護（要介護と要支援）が必要となった主な原因
(2019 年国民生活基礎調査より引用改変)

③ ロコモ 25

この1ヵ月の身体の痛みなどについてお聞きします。						
Q1	頸・肩・腕・手のどこかに痛み（しびれも含む）がありますか。	痛くない	少し痛い	中程度痛い	かなり痛い	ひどく痛い
Q2	背中・腰・お尻のどこかに痛みがありますか。	痛くない	少し痛い	中程度痛い	かなり痛い	ひどく痛い
Q3	下肢（脚のつけね，太もも，膝，ふくらはぎ，すね，足首，足）のどこかに痛み（しびれも含む）がありますか。	痛くない	少し痛い	中程度痛い	かなり痛い	ひどく痛い
Q4	ふだんの生活で身体を動かすのはどの程度つらいと感じますか。	つらくない	少しつらい	中程度つらい	かなりつらい	ひどくつらい
この1ヵ月のふだんの生活についてお聞きします。						
Q5	ベッドや寝床から起きたり，横になったりするのはどの程度困難ですか。	困難でない	少し困難	中程度困難	かなり困難	ひどく困難
Q6	腰掛けから立ち上がるのはどの程度困難ですか。	困難でない	少し困難	中程度困難	かなり困難	ひどく困難
Q7	家の中を歩くのはどの程度困難ですか。	困難でない	少し困難	中程度困難	かなり困難	ひどく困難
Q8	シャツを着たり脱いだりするのはどの程度困難ですか。	困難でない	少し困難	中程度困難	かなり困難	ひどく困難
Q9	ズボンやパンツを着たり脱いだりするのはどの程度困難ですか。	困難でない	少し困難	中程度困難	かなり困難	ひどく困難
Q10	トイレで用足しをするのはどの程度困難ですか。	困難でない	少し困難	中程度困難	かなり困難	ひどく困難
Q11	お風呂で身体を洗うのはどの程度困難ですか。	困難でない	少し困難	中程度困難	かなり困難	ひどく困難
Q12	階段の昇り降りはどの程度困難ですか。	困難でない	少し困難	中程度困難	かなり困難	ひどく困難
Q13	急ぎ足で歩くのはどの程度困難ですか。	困難でない	少し困難	中程度困難	かなり困難	ひどく困難
Q14	外に出かけるとき，身だしなみを整えるのはどの程度困難ですか。	困難でない	少し困難	中程度困難	かなり困難	ひどく困難
Q15	休まずにどれくらい歩き続けることができますか。（もっとも近いもの を選んでください）	2～3km以上	1km程度	300m程度	100m程度	10m程度
Q16	隣・近所に外出するのはどの程度困難ですか。	困難でない	少し困難	中程度困難	かなり困難	ひどく困難
Q17	2kg程度の買い物（1リットルの牛乳パック2個程度）をして持ち帰ることはどの程度困難ですか。	困難でない	少し困難	中程度困難	かなり困難	ひどく困難
Q18	電車やバスを利用して外出するのはどの程度困難ですか。	困難でない	少し困難	中程度困難	かなり困難	ひどく困難
Q19	家の軽い仕事（食事の準備や後始末，簡単なかたづけなど）は，どの程度困難ですか。	困難でない	少し困難	中程度困難	かなり困難	ひどく困難
Q20	家のやや重い仕事（掃除機の使用，ふとんの上げ下ろしなど）は，どの程度困難ですか。	困難でない	少し困難	中程度困難	かなり困難	ひどく困難
Q21	スポーツや踊り（ジョギング，水泳，ゲートボール，ダンスなど）は，どの程度困難ですか。	困難でない	少し困難	中程度困難	かなり困難	ひどく困難
Q22	親しい人や友人とのおつき合いを控えていますか	控えていない	少し控えている	中程度控えている	かなり控えている	全く控えている
Q23	地域での活動やイベント，行事への参加を控えていますか。	控えていない	少し控えている	中程度控えている	かなり控えている	全く控えている
Q24	家の中で転ぶのではないかと不安ですか。	不安はない	少し不安	中程度不安	かなり不安	ひどく不安
Q25	先行き歩けなくなるのではないかと不安ですか。	不安はない	少し不安	中程度不安	かなり不安	ひどく不安
回答数を記入してください ▶		0点＝	1点＝	2点＝	3点＝	4点＝
回答結果を加算してください ▶			合計		点	

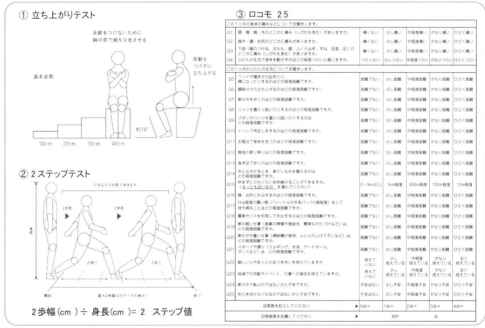

		① 立ち上がりテスト	② 2ステップテスト	③ ロコモ25
ロコモ度1	移動機能の低下が始まっている状態	どちらか一方の脚で 40 cmの台から立つことができないが両脚で 20cm の台から立ち上がれる	1.1 以上 1.3 未満	7 点以上 16 点未満
ロコモ度2	移動機能の低下が進行している状態	両脚で 20 cmの台から立つことができないが 30cm の台から立ち上がれる	0.9 以上 1.1 未満	16点以上 24 点未満
ロコモ度3	移動機能の低下が進行し，社会参加に支障をきたしている状態	両脚で 30cm の台から立つことができない	0.9 未満	24 点以上

※①～③の各項目のうち，ひとつでも該当する場合，左のロコモ度と判定する。

図 14-53　ロコモ度テスト，およびロコモ度の判定方法
(日本整形外科学会，ロコモパンフレット 2020 年度版より引用改変)

14-9　ロコモティブシンドローム

1.　ロコモティブシンドロームとは

　ロコモティブシンドローム（ロコモ）は，2007 年に日本整形外科学会が提唱した概念であり，「運動器の障害のために移動機能の低下をきたした状態」をいう。骨，関節，筋肉・神経の機能低下により，立つ，座る，移動する等の身体能力が低下した状態であり，それらの頻度の高い疾患として，骨粗鬆症，変形性膝関節症，変形性脊椎症による脊柱管狭窄症，サルコペニア等が挙げられる（図 14-51）。転倒・骨折，関節疾患，高齢による衰弱を合わせた運動器の障害は，要介護・支援になる原因の第 1 位であり，特に女性においてその影響が大きい（図 14-52）。

2.　ロコモティブシンドロームの評価方法

　ロコモは運動機能検査である「①立ち上がりテスト」と「②2 ステップテスト」，自記式の質問票の「③ロコモ 25」の 3 つのロコモ度テストで評価される。それぞれ，①下肢筋力，②歩幅，③身体状態と生活状況を示し，各項目における判定値を用いて，ロコモの進行状況をロコモ度 1 〜 3 で判定する（図 14-53）。

3.　ロコモティブシンドローム発症の原因

　フレイルと同様，加齢や活動量の低下が主な要因であるが，ロコモには骨，関節，筋肉の 3 要素が関わるため，各要素の機能低下が主な要因となる。共通の要因として，各種ホルモンや細胞の加齢変化，酸化ストレスの増加，食事の質の低下，慢性炎症などが挙げられる。加えて，骨に対しては活動量の低下による骨への衝撃（メカニカルストレス[*]）の減少，関節疾患については，低負荷あるいは過剰負荷による関節軟骨の変性が主な要因として挙げられる。また，サルコペニアに対しては，筋タンパク合成能の低下やサテライト細胞[**]数の減少，運動ニューロンの減少等に起因する骨格筋量の減少が挙げられる。

4.　日本におけるロコモティブシンドロームの状況

　40 歳以上の地域住民を対象としたコホート研究によると，ロコモ度 1 の該当者は 69.8 ％（男性 68.4 ％，女性 70.5 ％），ロコモ度 2 の該当者は 25.1 ％（男性 22.7 ％，女性 26.3 ％）であった。加齢とともに割合が増加し，男性よりも女性で多かった。この割合をもとにして，ロコモ度 1 の該当者は 4590 万人（男性 2,020 万人，女性 2,570 万人），ロコモ度 2 の該当者は 1,380 万人（男性 460 万人，女性 960 万人）いることが推定されている（図 14-54）。ロコモ度 3 は，新たに設定された判定基準であるため，有病率等の詳細は今後蓄積されることが期待される。

---

word　要介護・支援になる原因
メタボリック症候群（メタボ：内臓脂肪症候群），ロコモティブシンドローム（ロコモ：運動器症候群），認知症が健康寿命を短縮させ，要介護状態に導く 3 大因子とされる。メタボは男性で，ロコモは女性で多いため，健康寿命延伸の目安として，男性は「腹」，女性は「脚」の変化に注意する必要がある。

word　ロコモ度テスト
動画付きの解説がロコモ ONLINE（https://locomo-joa.jp）で確認ができる。

[*]11 章　運動と骨　参照。

[**]1 章　運動と骨格筋　参照。

割合(%)
男性 ■女性
21.7 25
35.1 44.1
47.5 49.5
67.4 69.5
84.4 88.2
90.8 95.9
＜40歳 40-49歳 50-59歳 60-69歳 70-79歳 80歳以上
ロコモ度1
0 0
2.7 2.4
5 6.8
11.4 16.6
28.2 39.0
62.1 76.0
ロコモ度2

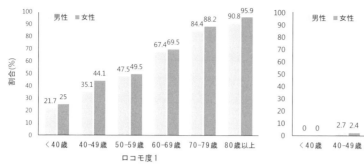

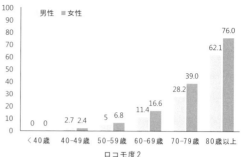

図 14-54 日本におけるロコモティブシンドロームの有病率
(Yoshimura, *et al*., 2017 より引用改変)

研究またはサブグループ	平均差 [95% 信頼区間]
Kim 2012	0.55 [0.12, 0.97]
Kim 2013	0.48 [−0.05, 1.00]
Kim 2016	−0.15 [−0.86, 0.57]
統合	0.38 [0.01, 0.74]

異質性: Tau^2=0.03; Chi^2=2.79, df=2 (P=0.25); I^2=28%
全体の効果量: Z=2.03 (P=0.04)

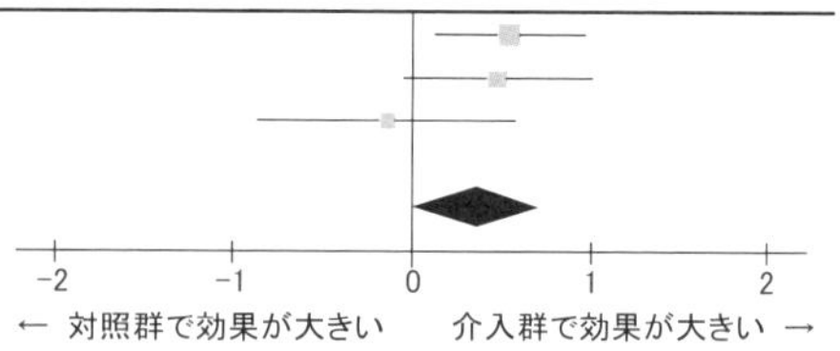

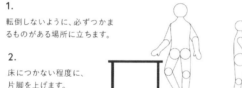

平均差 (95%信頼区間)
−2 −1 0 1 2
← 対照群で効果が大きい 介入群で効果が大きい →

図 14-55 日本人を対象にした運動介入の四肢骨格筋量に対する効果
(Yoshimura, *et al*., 2017 より引用改変)

ロコトレ 1
バランス能力をつけるロコトレ
片脚立ち
左右とも1分間で1セット、1日3セット
1.
転倒しないように、必ずつかまるものがある場所に立ちます。
2.
床につかない程度に、片脚を上げます。
姿勢をまっすぐにする
POINT
・支えが必要な人は十分注意して、机に手や指先をついて行います。

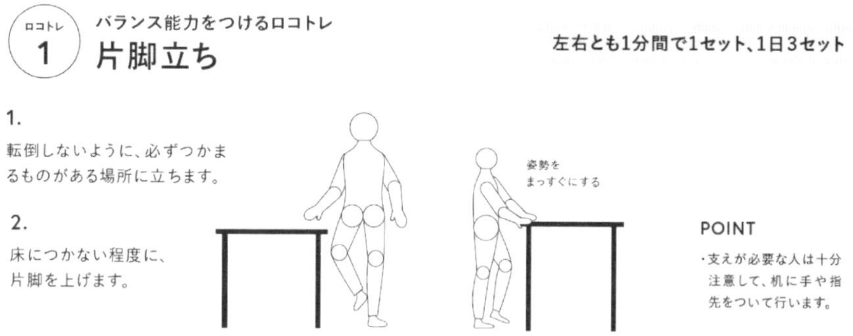

図 14-56 ロコトレその 1 (片脚立ち)
(ロコモパンフレット 2020 より引用改変)

ロコトレ 2
下肢の筋力をつけるロコトレ
スクワット
5~6回で1セット、1日3セット
1.
足を肩幅に広げて立ちます。
2.
お尻を後ろに引くように、2~3秒間かけてゆっくりと膝を曲げ、ゆっくり元に戻ります。
スクワットができない場合
イスに腰かけ、机に手をついて立ち座りの動作を繰り返します。机に手をつかずにできる場合はかざして行います。
膝がつま先より前に出ない
POINT
・動作中は息を止めないようにします。
・膝の曲がりは90度を大きく超えないようにします。
・支えが必要な人は十分注意して、机に手をついて行います。
・楽にできる人は回数やセット数を増やして行っても構いません。

図 14-57 ロコトレその 2 (スクワット)
(ロコモパンフレット 2020 より引用改変)

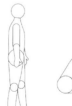

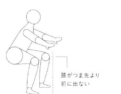

5. 運動とロコモティブシンドロームの関係

（1）　これまでの主な知見

ロコモティブシンドロームは，日本で提唱された和製英語であるため，海外ではほとんど認知されていない。そのため，ロコモをアウトカムとして運動との関連を検討した海外の報告はまだない。また，骨，筋，脂肪の機能低下を組み合わせた dysmobility syndrome（運動障害症候群）という概念が 2013 年に米国で提唱され，骨折や死亡率のリスクとなることが示されているが，この定義における報告も多くはない。一方，サルコペニアについては多くの検討がなされており，アンブレラレビューにおいて，質の高い報告はまだ少ないものの，レジスタンストレーニング等の運動がサルコペニアの改善に効果的であったことが示されている。

（2）　日本人を対象とした研究

日本人を対象とした報告においても，ロコモの定義をアウトカムにして検討した報告はみあたらない。サルコペニアについては，東京都の高齢者を対象とした 3 つの RCT を統合したメタアナリシスにおいて，複合的な運動介入が四肢骨格筋量や歩行速度，膝伸展筋力の向上に効果的であったことが示されている（図 14-55）。さらにその後に報告された RCT においても，脳卒中患者や地域在住高齢者に対して，運動を含んだ介入が筋力や身体機能を改善したことが報告されている。

（3）　運動によるロコモティブシンドロームの予防機序

骨量，および骨質の低下予防に対しては，運動に起因するメカニカルストレスによって変化するオステオカルシンやスクレロスチン等のオステオカインの関与が示唆されている。関節疾患については不明な点が多いが，適度な運動により関節軟骨の構成成分であるプロテオグリカンやⅡ型コラーゲンの減少が抑制されることが示されている。サルコペニアに対しては，筋タンパク合成能やサテライト細胞数の増加を介した骨格筋量の維持，増大が挙げられる。また，マイオカインやオステオカインを介して筋・骨が相互に調節し合う臓器間連関の重要性も注目されている。

> **word　オステオカイン**
> 骨から分泌される情報伝達物質であり，全身の組織や細胞制御に関わる。オステオカルシン，オステオポンチン，スクレロスチンなどがあり，それぞれ，記憶力，免疫力，筋力増強にも作用していることが示唆されている。

（4）　ロコモティブシンドロームの予防・改善のための運動

日本整形外科学会が立ち上げたロコモチャレンジ！推進協議会では，ロコモを予防するトレーニングである「ロコトレ（ロコモーショントレーニング）」として，「片脚立ち」（図 14-56）と「スクワット」（図 14-57）の 2 つを個人にあった安全な方法で実施することを推奨している。

また，ヨガや太極拳が筋力の増大やバランス能力の向上，疼痛の軽減といった高齢者の身体機能や生活の質を改善することが複数のシステマティックレビューにおいて示されている。

> **word　片脚立ち**
> ダイナミックフラミンゴ療法とも呼ばれる。片足で立つことにより両足で立つ場合の約 2.75 倍の負荷が大腿骨骨頭に加わるため，骨密度や筋力の増加，バランス能力の改善が期待される。

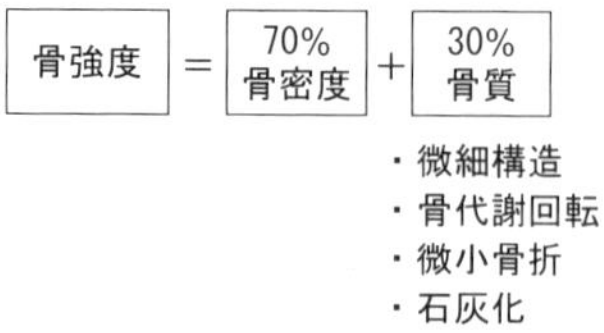

$$\boxed{骨強度} = \boxed{\begin{array}{c}70\%\\骨密度\end{array}} + \boxed{\begin{array}{c}30\%\\骨質\end{array}}$$

・微細構造
・骨代謝回転
・微小骨折
・石灰化

図 14-58　骨強度を決定する 2 つの要因
(骨粗鬆症の予防と治療ガイドライン 2015 年版より引用改変)

表 14-6　原発性骨粗鬆症の診断基準

1) 脆弱性骨折がある場合	①椎体骨折または大腿骨近位部骨折がある
	②その他の部位で脆弱性骨折があり，骨密度が YAM の 80%未満
2) 脆弱性骨折がない場合	骨密度が YAM の 70%以下，または −2.5SD（標準偏差）以下

注 1) 骨密度は原則として腰椎または大腿骨近位部骨密度を用いる
注 2) YAM, young adult mean：若年成人平均値（腰椎では 20 ～ 44 歳，大腿骨近位部では 20 ～ 29 歳）
(骨粗鬆症の予防と治療ガイドライン 2015 年版より引用改変)

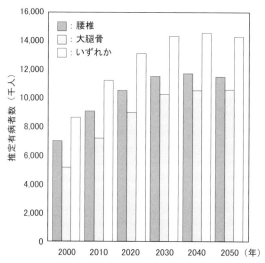

図 14-59　骨粗鬆症患者数（女性）の将来推計
(伊木，2017 より引用改変)

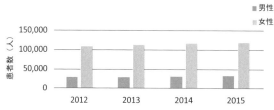

図 14-60　2012 ～ 2015 年における大腿骨近位部骨折患者数
(Tamaki, *et al.*, 2019 より引用改変)

14-10　骨粗鬆症

1．骨粗鬆症とは

骨粗鬆症は骨強度の低下を特徴とし，骨折のリスクが増大しやすくなる骨格疾患と定義されている。骨強度は骨密度と骨質の 2 つの要因からなる（図 14-58）。骨質とは，骨の微細構造，骨代謝回転，微小骨折，石灰化など，骨密度では評価できない要因である。骨強度に対する貢献度は，骨密度が 70％，骨質が 30％とされており，どちらかが低下しても骨強度は低下し，骨折リスクは高まる。

2．骨粗鬆症の分類・診断基準

明らかな原因疾患が存在しない原発性骨粗鬆症と，他の基礎疾患（内分泌性疾患や糖尿病など）に伴って発症する続発性骨粗鬆症に分類される。前者が骨粗鬆症の約 9 割を占める。

原発性骨粗鬆症の診断には，脆弱性骨折の有無と二重 X 線吸収（DXA，dual-energy X-ray absorptiometry）法による腰椎または大腿骨近位部の骨密度を用いる（表 14-6）。腰椎または大腿骨近位部に脆弱性骨折がある場合は，骨密度値に関わらず骨粗鬆症と診断する。他の部位に脆弱性骨折があり，骨密度が若年成人平均値（YAM，young adult mean）の 80％未満の場合も骨粗鬆症と診断する。脆弱性骨折がない場合は，骨密度がYAM の 70％以下，または- 2.5SD（標準偏差）以下で骨粗鬆症と診断する。

3．骨粗鬆症の原因

骨粗鬆症は他の生活習慣病と同様に多因子疾患であり，遺伝的要因と環境的要因により発症する。骨密度に関する遺伝的要因と環境的要因はよく知られている*が，骨質に関するこれら要因については研究の歴史が浅く，今後の解明が期待されている。現在までのところ，骨質の低下をもたらす因子として，血中ホモシステインの高値，酸化ストレス，高血糖による糖化が知られている。

4．日本における骨粗鬆症の状況

腰椎または大腿骨近位部のいずれかで診断される推計患者数（2005 年）は 1,280 万人（男性 300 万人，女性 980 万人）であった。患者数は高齢化とともに増加し，2030 年以降は女性だけで 1,400 万人程度で推移する。（図 14-59）また，40 歳以上の大腿骨近位部骨折患者数は，2015 年の 1 年間で 15 万 2 千人（男性 3 万 2 千人，女性 12 万人）であった（図 14-60）。

大腿骨近位部骨折は寝たきりなどの「不動化」をもたらすだけでなく，骨折後 1 年で 15％が死亡すると報告されている。大腿骨近位部骨密度が低い者では，高い者と比較すると，その後 12 年間の追跡調査期間中における死亡率が有意に高いとされている。

---

word　脆弱性骨折
転倒，もしくはそれ以下のわずかな外力で生じた骨折。

*11 章　運動と骨　参照。

word　ホモシステイン
不可欠アミノ酸であるメチオニンの中間代謝物であり，システインへ代謝される。メチオニンとシステインは無害であるが，血中ホモシステインの高値はコラーゲンの異常をもたらし，骨質低下や動脈硬化，心筋梗塞の危険因子である。栄養素であるビタミン B_6 と B_{12}，葉酸の積極的な摂取は，血中ホモシステイン値を低下させ，骨折リスクの低下をもたらす可能性がある。

メチオニン
↓
ホモシステイン
↓
システイン

表 14-7　骨の健康のために推奨される年代別の運動

年代	最大骨量獲得までの時期	最大骨量獲得から閉経までの時期
種目	器械体操や各種ジャンプなど衝撃を伴う運動 適度な強度でのレジスタンス運動 サッカーやバスケットボールなどランニングやジャンプ動作が頻繁に行われる球技	ジョギングやテニスなど荷重を伴う持久性運動 バレーボールやバスケットボールなどジャンプ動作を含む運動 レジスタンス運動（全身の粗大筋を鍛える）
強度	骨に対する負荷の観点では，高い方が望ましい レジスタンス運動時には，安全性を考慮して最大挙上重量の 60% 以下とする	骨に対する負荷の観点では，中強度から高強度
頻度	少なくとも週に 3 日	荷重を伴う持久性運動は週に 3〜5 日 レジスタンス運動は週に 2〜3 日
時間	10 分から 20 分（1 日に 2 回以上行うと，より効果的）	上記の 3 種目を組み合わせて，30 分から 60 分

(Kohr, *et al*., 2004 より引用改変)

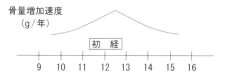

図 14-61　思春期女子における骨量増加速度

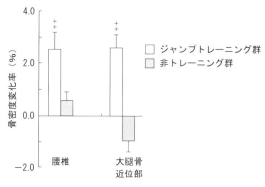

††ジャンプトレーニング前の骨密度に対する有意差（P＜0.01）

図 14-62　ジャンプトレーニングによる骨密度変化
(Kato, *et al*., 2006 より引用改変)

5. 運動と骨粗鬆症の関係

(1) これまでの主な知見

女性を対象とした介入研究により，思春期や閉経前，閉経後など幅広い世代において，運動は骨密度を高めることが報告されている。さらにメタアナリシスによると，閉経後女性における荷重運動やレジスタンストレーニングは大腿骨近位部，および腰椎骨密度上昇に有効であるとされている。

(2) 日本人を対象とした研究

日本人を対象とした運動介入研究はほとんど行われていない。しかし，横断研究，および縦断研究より，日常生活における運動習慣や高い身体活動量は骨粗鬆症予防に有効であることは数多く報告されている。

(3) 運動による骨粗鬆症の予防機序

荷重や運動によって骨にメカニカルストレスが加わると骨にひずみが生じ，骨細胞周辺の間質液に流動が発生する。流動は，ずり応力（シェアストレス）として骨細胞を刺激し，骨形成抑制因子の発現低下と破骨細胞分化因子の発現低下を誘導する。このような機序により，運動は骨形成の促進と骨吸収の抑制をもたらすと考えられている。

(4) 骨粗鬆症の予防・改善のための運動

運動には骨密度の増加や維持，低下抑制をもたらす直接効果と，筋力やバランス機能を維持・改善して転倒による骨折を予防する間接効果がある。最大骨量獲得までの時期，および閉経までの時期では，表14-7に示した運動が直接効果の獲得に有効である。特に女子における骨量増加速度は，初経を迎える12歳頃に最大値に達する（図14-61）ため，初経前後の2年間を含む10〜14歳頃に，器械体操や球技などの強い衝撃を伴う運動を習慣的に行うと，より高い最大骨量が獲得できる。また，最大骨量到達年齢に近い女子大学生18名が垂直方向への最大ジャンプ（10回/日，3日/週，6ヶ月間）を行ったところ，腰椎や大腿骨頸部の骨密度が増加したことが報告されている（図14-62）。

閉経前女性では下肢や体幹を鍛えるレジスタンストレーニングを実施すると，大腿骨頸部や腰椎の骨密度が2〜2.5%増加すると報告されている。

閉経後女性では直接効果と間接効果の両方を獲得することが望ましく，ウォーキングなどの荷重運動，レジスタンストレーニング，バランス運動を組み合わせて行うことが推奨されている。レジスタンストレーニングの内容として，1回最大挙上重量（1RM）の40%重量，10回を3セット，週に3日の頻度で行われる場合が多い。また，太極拳や1分間の開眼片脚立ち（1日に3回実施）などを行うことによって転倒発生が減少するとされている。

word　骨形成抑制因子の発現低下
骨形成抑制因子であるスクレロスチン（sclerostin）は骨細胞から分泌され，骨芽細胞による骨形成経路を抑制する。したがってスクレロスチンの発現が低下すると骨形成が促進される。

word　破骨細胞分化因子の発現低下
破骨細胞は造血幹細胞に由来し，白血球の一種である単球・マクロファージ（9章運動と免疫参照）の細胞が破骨細胞分化因子RANKL（receptor activator of nuclear factor kappa-B）の刺激を受けて破骨細胞へ分化する。したがってRANKLの発現が低下すると，破骨細胞への分化抑制に伴い骨吸収が抑制される。

word　最大ジャンプ
このトレーニングは自宅にて素足で行われており，特別な場所や器具を必要としないため，個人でも取り組みやすい。さらに，一定強度を満たしているならば，回数に依存することなく，少ない回数の負荷で骨量は増加すると考えられている。

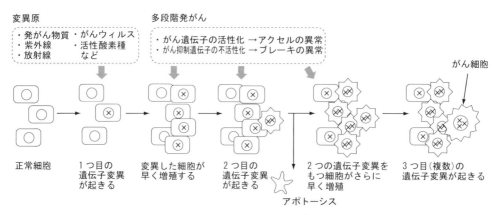

図 14-63　がん細胞の発生メカニズムの概略

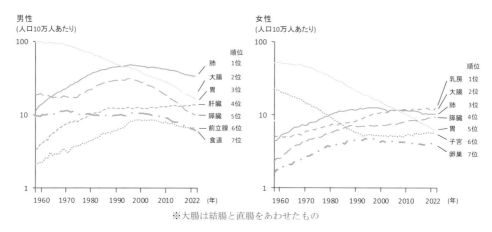

図 14-64　部位別がん年齢調整死亡率の推移 (1958～2022)
（人口動態統計（厚生労働省大臣官房統計情報部），国立がん研究センターがん情報サービス「がん登録・統計」）

表 14-8　疫学研究で示された生活習慣とがんとの関連

関連の強さ	リスクを下げるもの		リスクを上げるもの	
	要因	がんの種類	要因	がんの種類
確実	身体活動	結腸がん	喫煙	鼻腔・副鼻腔がん，口腔がん，咽頭がん，喉頭がん，食道がん，胃がん，肺がん，膵臓がん，肝臓がん，膀胱がん，子宮頸部がん
			受動喫煙	肺がん
			成人期の肥満	食道がん（腺がん），大腸がん，乳がん（閉経後），子宮体部がん，肝臓がん，腎臓がん，膵臓がん
			成人期の体重増加	乳がん（閉経後）
			高身長	大腸がん，乳がん，卵巣がん
			加工肉	大腸がん
			アルコール	大腸がん，乳がん（閉経後），食道がん（扁平上皮），肝臓がん，口腔がん，咽頭がん，喉頭がん
			アフラトキシン	肝臓がん
			飲料水中のヒ素	肺がん
			高用量の β-カロテンのサプリメント	肺がん

（World Cancer Research Fund / American Institute for Cancer Research.
Diet, Nutrition, Physical Activity, and the Prevention of Cancer: a Global Perspective. Washington, DC: AICR, 2018 より引用改変
喫煙は，The Health Consequences of Smoking–50 Years of Progress: A Report of the Surgeon General, 2014
喫煙の健康影響に関する検討会，喫煙と健康　喫煙の健康影響に関する検討会報告書．2016 より引用改変）

14-11　が　　　　ん

1.　がんとは

　がんは細胞の核の中にある遺伝子（DNA）が傷ついて起こる疾患である。DNAは放射線や紫外線，食物，活性酸素などの環境中にある変異原やDNA複製時に生じるエラーによって常に損傷を受ける危険に曝されている。そのため，生体はDNAが傷ついた場合に，その傷を元通りに修復したり，修復が不可能な場合にはアポトーシスという細胞の自殺を導いたりして，DNAを安定に保つ防御システムを備えている。しかしながら，これらの防御システムでは除去できず，複数の遺伝子に変異が生じて無秩序に増殖を続けるようになった異常な細胞を「がん細胞」という（図14-63）。このがん細胞が各臓器に集団で発生したものが「がん（悪性腫瘍）」である。

2.　がん発症の原因

　がん細胞の発生には，大きく分類して2つの遺伝子グループが関わっている。1つは細胞を増殖させるアクセルの働きをする「がん遺伝子」であり，もうひとつは細胞増殖を停止するブレーキの働きをする「がん抑制遺伝子」である。これまでに100種類以上のがん遺伝子と20種類以上のがん抑制遺伝子が発見されている。これらの遺伝子のうち複数の遺伝子が傷つけられることによって細胞ががん化する。この過程は一度に複数の遺伝子に傷が生じるものではなく，徐々に蓄積されるものであるため，「多段階発がん」と呼ばれる（図14-63）。

3.　日本におけるがんの状況

　1981年以降，がんによる死亡は日本における死因の第一位を維持している。がんによる死亡者数は年々増加しているが，その原因は人口の高齢化によるものであり，年齢の影響を除いた年齢調整死亡率では，男性の膵臓がん，女性の乳がんと膵臓がんを除いて，ほとんどの部位で横ばい，または減少傾向にある（図14-64）。しかし，2022年の総死亡者数約157万人のうち，がんによる死亡者数は約38万人（男性：約22万人，女性：約16万人）であり，日本における死亡者のうち，約4人に1人ががんで亡くなっている。全体としては減少傾向にあるものの，依然として死亡者数が多いことから，日本におけるがんの予防は大きな課題である。

4.　がんの予防

　これまでの疫学研究から，結腸がんに対する身体活動のみが「確実」ながんの予防因子として評価されている。リスクを上げるものとしては，喫煙や飲酒，肥満，食物などが明らかにされている（表14-8）。

word　がん

がんは，肺がん，胃がん，皮膚がんなどの体の内外の表面を覆っている上皮細胞にできる「癌」（cancer, carcinoma）と骨肉腫や横紋筋肉腫など，骨や筋肉などの非上皮性の細胞にできる「肉腫」（sarcoma），および白血病，リンパ腫，骨髄腫などの造血器にできるがんに大きく分けられる。がんの診断は，部位によって異なり様々な診断方法がある。がんの診断は，まず「画像診断」や「腫瘍マーカー」などの負担の少ない方法で見当をつけ，その後内視鏡検査や病理診断と組み合わせるなど，得られた所見を総合的に検討して確定診断を行う。画像診断には，X線CTやMRI，PET，RIなどがある。

表 14-9　身体活動とがんとの関係（国際的な評価）

	活動の種類	リスクを下げる	リスクを上げる
確実	身体活動[1]	結腸がん	―
おそらく確実	身体活動[1]	乳がん（閉経後），子宮体部がん	―
	高強度の身体活動	乳がん（閉経前・後）	―
可能性あり	身体活動[1]	食道がん，肺がん，肝臓がん，乳がん（閉経前）	―
	座位行動	―	子宮体部がん

※1…すべてのタイプ，すべての強度の身体活動を含む
（Diet, Nutrition, Physical Activity, and the Prevention of Cancer : a Global Perspective. Washington DC: AICR, 2018 より引用改変）

表 14-10　身体活動とがんとの関連（日本人を対象とした評価）

	リスクを下げる	リスクを上げる
確実	―	―
ほぼ確実	大腸がん全体	―
	結腸がん	―
可能性あり	乳がん	―
データ不十分	肺がん，直腸がん，前立腺がん，子宮頸がん，子宮体部がん，卵巣がん	

（科学的根拠に基づく発がん性・がん予防効果の評価とがん予防ガイドライン提言に関する研究より引用改変）

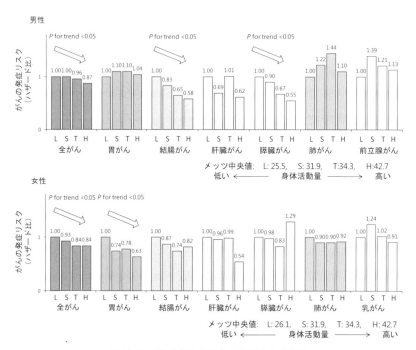

図 14-65　有酸素能力と全がん死亡との関連
（Inoue, *et al.*, 2008 より引用改変）

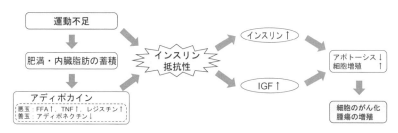

図 14-66　運動とがん発生メカニズムの概略
（Calle and Kaaks, 2004 より引用改変）

5. 運動とがんの関係

(1) これまでの主な知見

　これまでに多くの前向きコホート研究において，習慣的な運動や高い有酸素能力ががんの発症リスクを低下させることが報告されている。それらをまとめた米国がん研究協会（AICR）による報告では，身体活動が結腸がんの発症リスクを下げることが「確実」とされている。また，乳がん，子宮体部がん，食道がん，肺がん，肝臓がんのリスクを下げる可能性が示唆されている。一方で，座位行動が子宮体部がんのリスクを上げる可能性が示唆されている（表14-9）。

(2) 日本人を対象とした研究

　日本人を対象とした研究は欧米に比べて少なく，現段階で質の高い大規模調査が不足しているため，「確実」とされるものは認められておらず，肺がんや直腸がんなど多くのがんで，「データ不十分」の評価にとどまっている（表14-10）。しかし，日本人においても，身体活動量や高い有酸素能力ががんの発症リスクを低下させることが示されており（図14-65），国立がん研究センターによるエビデンス評価では，身体活動が結腸がんのリスクを「ほぼ確実」に下げることが明らかにされている（表14-10）。

(3) 運動によるがんの予防機序

　運動ががんを予防するメカニズムとして，免疫機能の亢進や抗酸化機能の向上などが示唆されているが，近年，インスリン抵抗性の改善効果との関連が注目されている。インスリン抵抗性が生じると，それを補うためにインスリンやIGF-1が増大する。これらは細胞増殖作用やアポトーシス抑制作用を持つため，細胞のがん化や腫瘍の増殖を促進すると考えられている。運動は，直接的，および肥満や内臓脂肪の減少効果を介して間接的にインスリン抵抗性を改善することから，インスリン抵抗性と関連するがん（結腸がん，肝臓がん，膵臓がん，閉経後乳がんなど）に対して，強い予防効果を発揮すると考えられている（図14-66）。

(4) がんの予防・改善のための運動

　国立がん研究センターによる日本人のためのがん予防法において，「日常生活を活動的に」過ごすことが推奨されており，ほとんど座って仕事をしている人の場合，ほぼ毎日合計60分程度の歩行などの適度な身体活動に加えて，週に1回程度は活発な運動（60分程度の早歩きや30分程度のランニングなど）を加えることが推奨されている。

　アメリカがん学会は，成人は週に150〜300分の中強度の身体活動，または75〜150分の活発な身体活動を実施し，テレビやパソコンなど座ったり，横になったりする時間をできるだけ減らすことを推奨している。

word　IGF-1

insulin-like growth factor-1（別名ソマトメジンC）。主に肝臓と骨格筋で産生されるホルモン様物質であり，成長ホルモンによって産生が促進される。インスリンと構造が類似しており，細胞膜に存在するインスリン様成長因子受容体-1と結合し，様々な組織で細胞の成長，分化，アポトーシス抑制に関与する。その他にも，タンパク質合成や骨格・軟骨の成長，抗脂肪合成，記憶学習能力の向上など，生体に多様な作用を示す。血漿，組織内ではIGF binding protein（IGFBP）と結合しており，IGFBPが減少すると，遊離したIGF-1が増加する。

word　日本人のためのがん予防法

喫煙	たばこは吸わない。他人のたばこの煙を避ける。
飲酒	飲むなら，節度のある飲酒をする。
食事	偏らずバランスよくとる。＊塩蔵食品，食塩の摂取は最小限にする。＊野菜や果物不足にならない。＊飲食物を熱い状態でとらない。
身体活動	日常生活を活動的に。
体形	適正な範囲内に。
感染	肝炎ウイルス感染検査と適切な措置を。機会があればピロリ菌検査を。

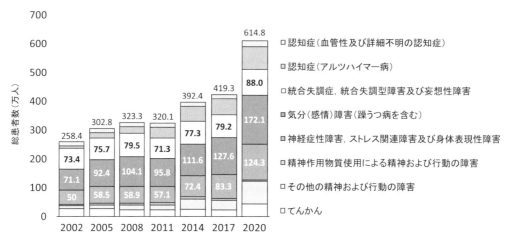

※2017調査までは算出上限日数を30日（31日以上は除外する）と設定していたものについて、2020年調査以降は、算出の上限日数を98日（99日以上は除外する）にする見直しが行われた影響が含まれている。

図 14-67　日本における精神疾患の種類と総患者数の推移
（厚生労働省，患者調査より引用改変）

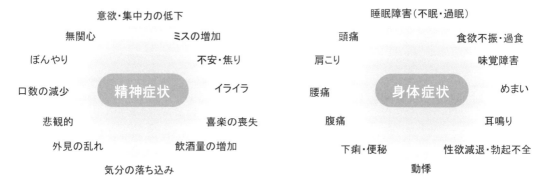

図 14-68　うつ病の症状
（https://www.smilenavigator.jp/utsu/about/ より引用改変）

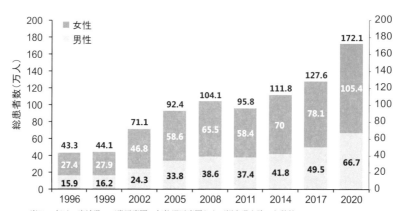

※2011 年は，宮城県の石巻医療圏，気仙沼医療圏および福島県を除いた数値。
※2017 調査までは算出上限日数を 30 日（31 日以上は除外する）と設定していたが，2020 年調査以降は，算出の上限日数を 98 日（99 日以上は除外する）にする見直しが行われている。

図 14-69　日本におけるうつ病患者数の推移
（厚生労働省，患者調査より引用改変）

14-12　精 神 疾 患

1.　メンタルヘルスとは

　メンタルヘルスとは，心の健康のことであり，WHO では，「自分の能力を認識して日常のストレスに対処でき，生産的に働いて社会に貢献できる良好な状態」と定義している。メンタルヘルスの不調が臨床的な診断閾値に達した状態である「精神疾患」は，2011 年に地域の医療計画に盛り込むべき疾病である 4 大疾病（がん，脳卒中，急性心筋梗塞，糖尿病）に追加され，5 大疾病の 1 つとなった。

2.　精神疾患の分類

　精神疾患は意識や思考，知覚，感情，行動，意欲・意思や他者との関わりなどの様々な異常が複雑に絡み合って発症するものであり，日本で多いものとして，うつ病や不安障害，統合失調症などが挙げられる（図14-67）。それらの分類や診断基準は，WHO の「国際疾病分類第 11 版（ICD-11）」とアメリカ精神医学会の「精神疾患の診断・統計マニュアル第 5 版（DSM-5）」の 2 つが主に用いられ，DSM-5 による「うつ病 / 大うつ病性障害」は，2 週間以上ほとんど毎日の抑うつ気分，または，興味・喜びの喪失の中核症状が持続し，あわせて 4 つ以上の精神・身体症状を呈し（図 14-68），社会的，職業的な機能障害を引き起こしている状態と定義されている。

3.　うつ病の要因

　多くの精神疾患の中で，日本で最も割合の多いのがうつ病である。うつ病は，遺伝や性格等の素因と環境要因，ストレスの高いライフイベントの相互作用によって発症すると考えられている。また，うつ病になりやすい性格として，執着性格（仕事熱心，凝り性，完璧主義等）やメランコリー親和型性格（几帳面，生真面目，律儀で責任感が強い，秩序を重んじ，献身的で他者への配慮に優れる等）が知られている。誘因となるライフイベントは，死別，離婚，過労，異動，リストラ等の職場や家庭の人間関係や環境の変化などが挙げられるが，昇進・栄転，結婚・出産といった喜ばしい生活の変化が負荷となることもある。

4.　日本におけるうつ病の状況

　厚生労働省の患者調査によると，1996 年に約 43.3 万人であった躁うつ病を含めた気分障害の患者は，2020 年には 172.1 万人へと，約 4 倍に増加している（図 14-69，2011 年は東日本大震災の影響で調査未実施地域がある）。男女別では，いずれの調査年においても男性よりも女性の割合が高く，2020 年においては女性の方が約 1.6 倍多い。

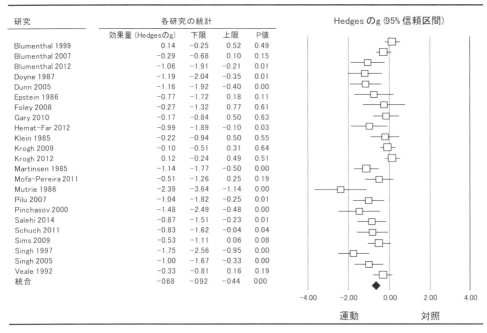

図 14-70　抑うつに対する身体活動の予防効果
（Kvam, *et al.*, 2016 より引用改変）

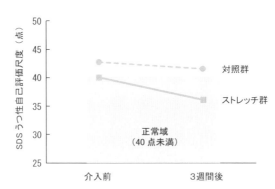

図 14-71　ストレッチが抑うつ性尺度に及ぼす影響
（Kai, *et al.*, 2016 より引用改変）

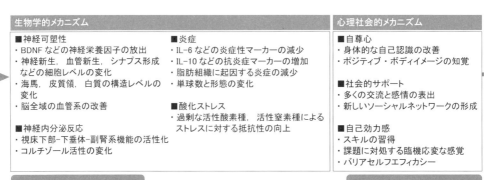

図 14-72　身体活動によるうつ病予防のメカニズム
（Kandola, *et al.*, 2019 より引用改変）

5. 運動と精神疾患の関係

（1）　これまでの主な知見

　運動とうつ病の関連については，多くのシステマティックレビューが報告されており，観察研究を対象にした複数のメタアナリシスにおいて，加速度計を使用して客観的に評価した身体活動やウォーキングなどの低い活動レベルを含むあらゆる身体活動が抑うつを予防する効果が示されている。また，介入研究を対象としたメタアナリシにおいて，身体活動が抑うつの改善に寄与することが示されている（図 14-70）。一方で，高強度インターバルトレーニングやレジスタンストレーニングなどは報告数が少なく，かつ結果が一致していないため，質の高い研究の蓄積が望まれる。

（2）　日本人を対象とした研究

　日本人を対象とした RCT は限られているが，中年の女性労働者を対象とした RCT では，就寝前の 10 分間のストレッチが抑うつを軽減することが報告されている（図 14-71）。一方，高齢者を対象として有酸素・筋力・バランストレーニングなどの複合的な運動介入を実施した報告では，介入後に抑うつが改善したものの，対照群との差がなかったことが示されている。また，興味深いことに，高齢者に野球観戦をしてもらったRCT では，観戦グループで抑うつ症状の軽減効果が示されている。また，日本の複数のコホート研究において，他者と一緒に余暇の運動を行うことは抑うつ症状を軽減することが示されており，運動を介した人との交流がうつ病予防のために効果的である可能性が示唆されている。

（3）　運動による精神疾患（うつ病）の予防機序

　身体活動が抑うつ症状を軽減する詳細な生物学的メカニズムは明らかになっていない点が多いものの，神経可塑性の誘導，神経内分泌反応ののの改善，炎症の軽減，酸化ストレスに対する抵抗性の向上などが機序として考えられている。また，社会心理学的メカニズムとして，身体活動による自尊心や自己効力感の向上，社会的サポートの享受などが挙げられている（図 14-72）。

（4）　精神疾患（うつ病）の予防・改善のための運動

　日本うつ病学会治療ガイドラインでは，単独でのエビデンスが十分ではないため，現時点では薬物療法や精神療法との併用療法として行うべきであるとしている。その上で，軽症うつ病患者に対する運動療法として，「運動の頻度については，一定した見解はほとんどないが，週に 3 回以上の運動が望まれ，また強度は中等度のものを一定時間継続することが推奨される」としている。イギリスのガイドラインでは，運動がより積極的に推奨されている。

word　**高強度インターバルトレーニング**
High Intensity Interval Training, HIIT（ヒットやヒート）は，高強度運動と短時間の休息を交互に繰り返すトレーニング方法である。20 秒の運動と 10 秒の休息を 1 セットとして，8 セット（4 分間）で疲労困憊に至る間欠運動であるタバタ・プロトコル（トレーニング）が有名である。

word　**イギリスのガイドライン**
イギリスでは，成人のうつ病に関する診療ガイドラインにおいて，持続的なうつ症状をもつ者，あるいは軽度，および中等度のうつ病患者に対する運動療法として，「専門性を有する指導者の下で，週 3 回，1 回 45 ～ 60 分間，10 ～ 14 週間，グループにて実施すること」とされている。

参 考 文 献

14-1　肥　　満

1) 日本肥満学会，『肥満症診療ガイドライン 2022』，ライフサイエンス出版（2022）．

2) 医療情報科学研究所，『病気がみえる，vol. 3 糖尿病・代謝・内分泌』，メディックメディア（2019）．

3) 松澤佑次編，『肥満症』，最新医学社（2009）．

4) 佐藤祐造編，『運動療法と運動処方（第 2 版）』，文光堂（2008）．

5) 井上修二ら，『肥満症テキスト』，南江堂（2004）．

6) 身体活動・運動と生活習慣病．日本臨床 67 巻増刊号 2（2009）．

7) 徳永勝人，メタボリックシンドロームのメカニズム．体育の科学，56：508-12, 2006．

8) 厚生労働省，令和元年国民健康・栄養調査報告書（2020）．

9) Ravussin, Physiology. A NEAT way to control weight? *Science*, 307：530-1, 2005．

10) 伊藤裕，メタボリックドミノとは　生活習慣病の新しいとらえ方．日本臨床，61：1837-43, 2003．

11) Donnelly *et al*., American College of Sports Medicine Position Stand. Appropriate physical activity intervention strategies for weight loss and prevention of weight regain for adults. *Med. Sci. Sports Exerc*., 41：459-71, 2009．

12) Saris *et al*., How much physical activity is enough to prevent unhealthy weight gain? Outcome of the IASO 1st Stock Conference and consensus statement. *Obes. Rev*., 4：101-14, 2003．

14-2　糖　尿　病

1) 門脇孝・真田弘美編，『すべてがわかる最新・糖尿病』，昭林社（2011）．

2) 日本糖尿病・生活習慣病ヒューマンデータ学会，糖尿病標準診療マニュアル 2022．

3) 春日雅人編，『糖尿病学イラストレイテッド』，羊土社（2012）．

4) 門脇孝，日本糖尿病学会のアクションプラン 2010．日本臨床増刊号，70：51-9, 2012．

5) 身体活動・運動と生活習慣病．日本臨床 67 巻増刊号 2（2009）．

6) 厚生労働省，平成 27 年～令和元年国民健康・栄養調査報告書（2016 ～ 2020）．

7) Hemmingsen *et al*., Diet, physical activity or both for prevention or delay of type 2 diabetes mellitus and its associated complications in people at increased risk of developing type 2 diabetes mellitus. *Cochrane Database Syst. Rev*., 12：CD003054, 2017．

8) International diabetes federation. Diabetes Atlas, seventh edition（2015）．

9) Momma *et al*., Consistently high level of cardiorespiratory fitness and incidence of type 2 diabetes. *Med. Sci. Sports Exerc*., 49：2048-55, 2017．

10) Sawada *et al*., Combined aerobic and resistance training, and incidence of diabetes：a retrospective cohort study in Japanese older women. *J. Diabetes Investig*., 10：997-1003, 2019．

11) 小田切陽一ら，『新版生活健康科学』，三共出版（2012）．

12) Okada *et al*., Leisure-time physical activity at weekends and the risk of Type 2 diabetes mellitus in Japanese men：the Osaka Health Survey. *Diabet. Med*., 17：53-8, 2000．

14-3　高　血　圧

1) 日本高血圧学会高血圧治療ガイドライン作成委員会編，『高血圧治療ガイドライン 2019』，日本高血圧学会（2019）．

2) 荻原俊男監，『高血圧・糖尿病―生活習慣病』，メディカルビュー社（2010）．

3) 猿田享男編，『高血圧（改訂第 2 版）』，最新医学社（2009）．

4) Hisamatsu *et al*., Epidemiology of hypertension in Japan：beyond the new 2019 Japanese guidelines. *Hypertens. Res*., 43：1344-51, 2020．

5)「日本人の食事摂取基準」策定検討会（2020 年版），（2020）．https://www.mhlw.go.jp/content/10904750/000586553.pdf

6) 佐藤祐造編，『運動療法と運動処方（第 2 版）』，文光堂（2008）．

7) 身体活動・運動と生活習慣病．日本臨床 67 巻増刊号 2（2009）．

8) 辻岡三南子，高血圧．臨床スポーツ医学，27：1217-22, 2010．

9) Pescatello *et al*., Physical activity to prevent and treat hypertension：a systematic review. *Med. Sci. Sports Exerc*., 51：1314-23, 2019．

10) Liu *et al*., Dose-response association between physical activity and incident hypertension：a systematic review and meta-analysis of cohort studies.

Hypertension, 69：813-20, 2017.

11）Cornelissen and Smart., Exercise training for blood pressure: a systematic review and meta-analysis. *J Am Heart Assoc.*, 2（1）：e004473. 2013.

12）Momma *et al.*, Frequency of achieving a 'fit' cardiorespiratory fitness level and hypertension：a cohort study. *J. Hypertens.*, 37：820-6, 2019.

13）Gando *et al.*, Body flexibility and incident hypertension：the Niigata wellness study. *Scand. J. Med. Sci. Sports*, 31：702-9, 2021.

14）Arakawa *et al.*, Activation of renal dopamine system by physical exercise. *Hypertens. Res.*, 18：S73-7, 1995.

15）Pescatello *et al.*, American College of Sports Medicine position stand. Exercise and hypertension；American College of Sports Medicine. *Med. Sci. Sports Exerc.*, 36：533-53, 2004.

14-4　脂質異常症

1）医療情報科学研究所編,『病気がみえる, vol. 3 糖尿病・代謝・内分泌』, メディックメディア（2019）.

2）日本動脈硬化学会編,『動脈硬化性疾患予防ガイドライン 2022 年版』, 日本動脈硬化学会（2022）.

3）山下静也編,『脂質異常症（高脂血症）（改訂第 2 版）』, 最新医学社（2008）.

4）佐藤祐造編,『運動療法と運動処方』, 文光堂（2008）.

5）東 幸仁, 高脂血症. 体育の科学, 57：888-93, 2007.

6）厚生労働省, 平成18年国民健康・栄養調査（2008）.

7）厚生労働省, 令和元年国民健康・栄養調査（2020）.

8）Kujala *et al.*, Long-term leisure-time physical activity and serum metabolome. *Circulation*, 127：340-8, 2013.

9）Patnode *et al.*, Behavioral counseling to promote a healthful diet and physical activity for cardiovascular disease prevention in adults without known cardiovascular disease risk factors：updated evidence report and systematic review for the US preventive services task force. *JAMA*, 318：175-93, 2017.

10）Lin *et al.*, Effects of exercise training on cardiorespiratory fitness and biomarkers of cardiometabolic health：a systematic review and meta-analysis of randomized controlled trials. *J. Am. Heart. Assoc.*, 4：e002014, 2015.

11）日本動脈硬化学会編,『動脈硬化症疾患予防のた

めの脂質異常症診療ガイド 2018 年版』, 日本動脈硬化学会（2018）.

14-5　メタボリックシンドローム

1）日本動脈硬化学会編,『動脈硬化性疾患予防ガイドライン 2017 年版』, 日本動脈硬化学会（2017）.

2）門脇孝ら編,『メタボリックシンドロームリスク管理のための検診保健指導ガイドライン』, 南山堂（2008）.

3）江崎治, 運動療法によるメタボリックシンドローム発症予防効果のエビデンス. 日本臨床, 69 巻増刊 1：551-5. 2011.

4）Nakamura *et al.*, Magnitude of sustained multiple risk factors for ischemic heart disease in Japanese employees：a case-control study. *Jpn. Circ. J.*, 65：11-7, 2001.

5）メタボリックシンドローム診断基準検討委員会, メタボリックシンドロームの定義と診断基準. 日本内科学会雑誌, 94：188-203, 2005.

6）徳永勝人, メタボリックシンドロームのメカニズム. 体育の科学, 56：508-12, 2006.

7）厚生労働省, 平成 17 年国民健康・栄養調査（2007）.

8）厚生労働省, 令和元年国民健康・栄養調査（2020）.

9）Zhang *et al.*, Leisure-time physical activity and incident metabolic syndrome：a systematic review and dose-response meta-analysis of cohort studies. *Metabolism*, 75：36-44, 2017.

10）Lemes *et al.*, Resistance training reduces systolic blood pressure in metabolic syndrome：a systematic review and meta-analysis of randomised controlled trials. *Br. J. Sports Med.*, 50：1438-42, 2016.

11）Sequi-Domingue *et al.*, Effectiveness of mobile health interventions promoting physical activity and lifestyle interventions to reduce cardiovascular risk among individuals with metabolic syndrome：systematic review and meta-analysis. *J. Med. Internet Res.*, 22：e17790, 2020.

12）Kuwahara *et al.*, Leisure-time exercise, physical activity during work and commuting, and risk of metabolic syndrome. *Endocrine*, 53：710-21, 2016.

13）河田照雄編,『肥満と脂肪エネルギー代謝—メタボリックシンドロームへの戦略』, 建帛社（2008）.

14）厚生労働省, 健康づくりのための身体活動基準 2013（2013）.

14-6　循環器疾患

1) 医療情報科学研究所編，『病気がみえる，Vol. 2 循環器』，メディックメディア（2017）.

2) 医療情報科学研究所編，『病気がみえる，Vol. 7 脳・神経』，メディックメディア（2018）.

3) 日本脳卒中学会脳卒中ガイドライン委員会編,『脳卒中治療ガイドライン 2015 [追補 2019]』，日本脳卒中学会（2019）.

4) 日本循環器学会，『虚血性心疾患の一次予防ガイドライン（2012 年改訂版）』（2012）.

5) 佐藤祐造編，『運動療法と運動処方（第 2 版）』，文光堂（2008）.

6) 厚生労働省，令和 4 年人口動態統計（2023）.

7) Morris *et al*., Coronary heart-disease and physical activity of work. *Lancet*, 265：1053-7, 1953.

8) Kraus *et al*., Physical activity, all-cause and cardiovascular mortality, and cardiovascular disease. *Med. Sci. Sports Exerc*., 51：1270-81, 2019.

9) Moore *et al*., Leisure time physical activity of moderate to vigorous intensity and mortality：a large pooled cohort analysis. *PLoS Med*., 9：e1001335, 2012.

10) Ekelund *et al*., Do the associations of sedentary behaviour with cardiovascular disease mortality and cancer mortality differ by physical activity level? A systematic review and harmonised meta-analysis of data from 850 060 participants. *Br. J. Sports Med*., 53：886-94, 2019.

11) Noda *et al*., Walking and sports participation and mortality from coronary heart disease and stroke. *Am. J. Coll. Cardiol*., 46：1761-67, 2005.

12) Report of the joint WHO/FAO expert consultation. Diet, nutrition and the prevention of chronic diseases. 2003.

13) 日本動脈硬化学会編，『動脈硬化性疾患予防ガイドライン 2017 年版』，日本動脈硬化学会（2017）.

14-7　認　知　症

1) 医療情報科学研究所編，『病気がみえる，vol.7 脳・神経』，メディックメディア（2018）.

2) 日本神経学会監修，『認知症疾患診療ガイドライン 2017』，医学書院（2018）.

3) 日本認知症学会編，『認知症テキストブック』，中外医学社（2008）.

4) 認知症の予防と治療，財団法人長寿科学振興財団（2007）.

5) Ikejima *et al*., Multicentre population-based dementia prevalence survey in Japan：a preliminary report. *Psychogeriatrics*, 12：120-3, 2012.

6) Livingston *et al*., Dementia prevention, intervention, and care：2020 report of the Lancet Commission. *Lancet*, 396：413-46, 2020.

7) 二宮利治，平成 26 年度厚生労働科学研究費補助金特別研究事業，日本における認知症の高齢者人口の将来推計に関する研究.

8) Demurtas *et al*., Physical activity and exercise in mild cognitive impairment and dementia：an umbrella review of intervention and observational studies. *J. Am. Med. Dir. Assoc*., 21：1415-22, 2020.

9) Norton *et al*., Potential for primary prevention of Alzheimer's disease：an analysis of population-based data. *Lancet Neurol*., 13：788-94, 2014.

10) Lamb *et al*., Dementia And Physical Activity (DAPA) trial of moderate to high intensity exercise training for people with dementia：randomised controlled trial. *BMJ*, 361：k1675, 2018.

11) Shimada *et al*., Effects of combined physical and cognitive exercises on cognition and mobility in patients with mild cognitive impairment：a randomized clinical trial. *J. Am. Med. Dir. Assoc*., 19：584-91, 2018.

12) Tomata *et al*., Impact of time spent walking on incident dementia in elderly Japanese. *Int. J. Geriatr. Psychiatry*, 34：204-9, 2019.

13) Kishimoto *et al*., The long-term association between physical activity and risk of dementia in the community：the Hisayama Study. *Eur. J. Epidemiol*., 31：267-74, 2016.

14) Erickson *et al*., Exercise training increases size of hippocampus and improves memory. *Proc. Natl. Acad. Sci. USA*, 108：3017-22, 2011.

14-8　フレイル

1) 葛谷雅文, 老年医学における Sarcopenia&Frailty の重要性. 日本老年医学雑誌, 46：279-85, 2009.

2) 原田敦, ロコモティブシンドロームにおけるサルコペニアの位置づけ. 日本老年医学会サイト（2015）. https://www.jpn-geriat-soc.or.jp/press_seminar/report/seminar_02_04.html

3) Satake *et al*., Prevalence of frailty among community-dwellers and outpatients in Japan as defined by the Japanese version of the Cardiovascular Health Study

criteria. *Geriatr. Gerontol. Int.*, 17: 2629–34, 2017.

4) 飯島勝矢 監修, 東京大学高齢社会総合研究機構, 『フレイル予防ハンドブック』, (2016).

5) Tanaka *et al.*, "Yubi-wakka" (finger-ring) test: A practical self-screening method for sarcopenia, and a predictor of disability and mortality among Japanese community-dwelling older adults. *Geriatr. Gerontol. Int.*, 18: 224–32, 2018.

6) Kojima, Frailty as a predictor of nursing home placement among community-dwelling older adults: a systematic review and meta-analysis. *J. Geriatr. Phys. Ther.*, 41: 42–8, 2018.

7) 日本老年医学会, フレイルに関する日本老年医学会からのステートメント. https://www.jpn-geriat-soc.or.jp/info/topics/pdf/20140513_01_01.pdf

8) 総務省統計局, 人口推計

9) Fried *et al.*, Frailty in older adults: evidence for a phenotype. *J. Gerontol. A Biol. Sci. Med. Sci.*, 56: M146–56, 2001.

10) Rockwood and Mitnitski. Frailty in relation to the accumulation of deficits. *J. Gerontol. A Biol. Sci. Med. Sci.*, 62: 722–7, 2007.

11) Dipietro *et al.*, Physical activity, injurious falls, and physical function in aging: an umbrella review. *Med. Sci. Sports Exerc.*, 51: 1303–13, 2018.

12) Watanabe *et al.*, Comprehensive geriatric intervention in community-dwelling older adults: a cluster-randomized controlled trial. *J. Cachexia Sarcopenia Muscle*, 11: 26–37, 2020.

13) Xue *et al.*, Initial manifestations of frailty criteria and the development of frailty phenotype in the Women's Health and Aging Study II. *J. Gerontol. A Biol. Sci. Med. Sci.*, 63: 984–90, 2008.

14) 荒井秀典編, 『フレイル診療ガイド〈2018年版〉』, 日本老年学会 (2018).

15) Kanamori *et al.*, JAGES group social participation and the prevention of functional disability in older Japanese: the JAGES cohort study. *PLoS ONE*, 9: e99638, 2014.

16) Rosenberg, Sarcopenia: origins and clinical relevance. *J. Nutr.*, 127: 990S-1S, 1997.

17) 日本サルコペニア・フレイル学会編, 『日本サルコペニア・フレイル学会認定 サルコペニア・フレイル指導士テキスト』, 新興医学出版社 (2020).

18) 葛谷雅文ら編, 『フレイルとロコモの基本戦略』,

先端医学社 (2019).

14-9 ロコモティブシンドローム

1) 日本整形外科学会, ロコモティブシンドローム予防啓発公式サイト. ロコモ ONLINE, https://locomo-joa.jp/

2) 日本整形外科学会, 新概念「ロコモティブシンドローム (運動器症候群)」https://www.joa.or.jp/public/locomo/index.html

3) 厚生労働省, 国民生活基礎調査 (2019).

4) 日本整形外科学会, ロコモパンフレット2020年度版. https://locomo-joa.jp/assets/pdf/index_japanese.pdf

5) Yoshimura *et al.*, Epidemiology of the locomotive syndrome: the research on osteoarthritis/osteoporosis against disability study 2005–2015, *Mod. Rheumatol.*, 27: 1–7. 2017.

6) Binkley *et al.*, What's in a name revisited: should osteoporosis and sarcopenia be considered components of "dysmobility syndrome?". *Osteoporos. Int.*, 24: 2955–9, 2013.

7) Moore *et al.*, Exercise as a treatment for sarcopenia: an umbrella review of systematic review evidence. *Physiotherapy*, 107: 189–201, 2019.

8) Beckwee *et al.*, Exercise interventions for the prevention and treatment of sarcopenia. a systematic umbrella review. *J. Nutr. Health Aging*, 23, 494–502, 2019.

9) Yoshimura *et al.*, Interventions for treating sarcopenia: a systematic review and meta-analysis of randomized controlled studies. *J. Am. Med. Dir. Assoc.*, 18: 553.e1-553.e16, 2017.

10) Yoshimura *et al.*, Sarcopenia is associated with worse recovery of physical function and dysphagia and a lower rate of home discharge in Japanese hospitalized adults undergoing convalescent rehabilitation. *Nutrition*, 61: 111-8, 2019.

11) NHKスペシャル「人体」取材班編, 『NHKスペシャル 人体 神秘の巨大ネットワーク 第2巻:【第3集】"骨"が出す!最高の若返り物質』, 東京書籍 (2018).

12) 笹子敬洋・植木浩二郎, 骨代謝・骨免疫 (第18回) 骨・筋関連. 分子リウマチ治療, 11: 200-3, 2018.

13) 日本サルコペニア・フレイル学会編, 『日本サルコペニア・フレイル学会認定 サルコペニア・フレイル指導士テキスト』, 新興医学出版社 (2020).

14-10 骨粗鬆症

1) 骨粗鬆症の予防と治療ガイドライン作成委員会, 『骨粗鬆症の予防と治療ガイドライン 2015 年版』, ライフサイエンス出版 (2015).

2) 伊木雅之, 超高齢社会と骨粗鬆症の疫学.『骨粗鬆症診療ハンドブック (訂 6 版)』, (中村利孝, 松本俊夫編著), 110-5, 医薬ジャーナル社 (2016).

3) 伊木雅之, 骨粗鬆症の疫学. THE BONE, 31: 17-21, 2017.

4) Tamaki *et al.*, Estimates of hip fracture incidence in Japan using the National Health Insurance Claim Database in 2012-2015. *Osteoporos. Int.*, 30: 975-83, 2019.

5) Tsuboi *et al.*, Mortality and mobility after hip fracture in Japan: a ten-year follow-up. *J. Bone Joint Surg. Br.*, 89: 461-6, 2007.

6) Suzuki and Yoshida, Low bone mineral density at femoral neck is a predictor of increased mortality in elderly Japanese women. *Osteoporos. Int.*, 21: 71-9, 2010.

7) Kelley *et al.*, Effects of ground and joint reaction force exercise on lumbar spine and femoral neck bone mineral density in postmenopausal women : a metaanalysis of randomized controlled trials., *Musculoskelet. Disord.*, 13: 178-95, 2012.

8) Miyabara *et al.*, Effect of physical activity and nutrition on bone mineral density in young Japanese women. *J. Bone Miner. Metab.*, 25: 414-8, 2007.

9) 篠原正浩, 運動による骨の健康維持. 実験医学, 37: 1235-9, 2019.

10) Kohrt *et al.*, Physical activity and bone health. *Med. Sci. Sports Exerc.*, 36: 1985-96, 2004.

11) Kato *et al.*, Effect of low-repetition jump training on bone mineral density in young women. *J. Appl. Physiol.*, 100: 839-43, 2006.

12) Sakamoto *et al.*, Effects of unipedal standing balance exercise on the prevention of falls and hip fracture among clinically defined high-risk elderly individuals: a randomized controlled trial. *J. Orthop. Sci.*, 11: 467-72, 2006.

14-11 がん

1) 日本臨床腫瘍学会編, 『臨床腫瘍学』, 癌と化学療法社 (2004).

2) 日本臨床腫瘍学会編, 『新臨床腫瘍学』, 南江堂 (2009).

3) 人口動態統計 (厚生労働省大臣官房統計情報部), 国立がん研究センターがん情報サービス「がん登録・統計」.

4) 厚生労働省, 令和 4 年人口動態統計 (2023).

5) 厚生労働省, 令和元年国民健康・栄養調査 (2020).

6) 渡邉聡明・津金昌一郎, 運動と悪性疾患 特に大腸がんとのかかわりについて. 成人病と生活習慣病, 41: 255-264, 2011.

7) 国立がん研究センター対策情報センター, 科学的根拠に基づく発がん性・がん予防効果の評価とがん予防ガイドライン提言に関する研究. https://epi.ncc.go.jp/can_prev/

8) Diet, Nutrition, Physical Activity, and the Prevention of Cancer : a Global Perspective. A summary of third expert report. Washington DC : AICR, 2018.

9) Inoue *et al.*, Daily total physical activity level and total cancer risk in men and women: results from a large-scale population-based cohort study in Japan. *Am. J. Epidemiol.*, 168: 391-403, 2008.

10) Sawada *et al.*, Cardiorespiratory fitness and cancer mortality in Japanese men : a prospective study. *Med. Sci. Sports Exerc.*, 35: 1546-50, 2003.

11) Rock *et al.*, Nutrition and physical activity guidelines for cancer survivors. *CA. Cancer. J. Clin.*, 62: 275-6, 2012.

12) Calle and Kaaks. Overweight, obesity and cancer: epidemiological evidence and proposed mechanisms. *Nat. Rev. Cancer*, 4: 579-91, 2004.

13) The Health Consequences of Smoking-50 Years of Progress: A Report of the Surgeon General, 2014.

14) 喫煙の健康影響に関する検討会, 喫煙と健康 喫煙の健康影響に関する検討会報告書 (2016).

14-12 精神疾患

1) 厚生労働省, 令和 2 年患者調査 (2023).

2) WHO, Mental health: strengthening our response.

3) WHO, ICD-11 International Classification of Diseases 11th Revision.

4) 日本精神神経学会監, 『DSM-5 精神疾患の診断・統計マニュアル』, 医学書院 (2014).

5) 上島国利監, 患者さんとご家族のためのうつ病 ABC (2016). https://www.smilenavigator.jp/utsu/information/download/pdf/pdf_01.pdf

6) Cooney *et al.*, Exercise for depression. *Cochrane*

Database Syst. Rev., 9 : CD004366, 2013.

7) Mammen and Faulkner, Physical activity and the prevention of depression : a systematic review of prospective studies. *Am. J. Prev. Med.*, 45 : 649–57, 2013.

8) Gianfredi *et al.*, Extent of primary DNA damage measured by the comet assay in health professionals exposed to antineoplastic drugs : a systematic review and meta-analysis. *Int. J. Environ. Res. Public Health*, 17 : 523, 2020.

9) Kvam *et al.*, Exercise as a treatment for depression : a meta-analysis. *J. Affect. Disord.*, 202 : 67–86, 2016.

10) Conn, Depressive symptom outcomes of physical activity interventions : meta-analysis findings. *Ann. Behav. Med.*, 39 : 128–38, 2010.

11) Hu *et al.*, Exercise interventions for the prevention of depression : a systematic review of meta-analyses. *BMC Public Health*, 20 : 1255, 2020.

12) Carneiro *et al.*, The effects of exclusively resistance training-based supervised programs in people with depression : a systematic review and meta-analysis of randomized controlled trials. *Int. J. Environ. Res. Public Health*, 17 : 6715, 2019.

13) Martland *et al.*, Can high-intensity interval training improve physical and mental health outcomes? a meta-review of 33 systematic reviews across the lifespan. *J. Sports Sci.*, 38 : 430–69, 2020.

14) Kai *et al.*, Effects of stretching on menopausal and depressive symptoms in middle-aged women : a randomized controlled trial. *Menopause*, 23 : 827–32, 2016.

15) Makizako *et al.*, Exercise and horticultural programs for older adults with depressive symptoms and memory problems : a randomized controlled trial. *J. Clin. Med.*, 9 : 99, 2020.

16) Kawakami *et al.*, Effect of watching professional baseball at a stadium on health-related outcomes among Japanese older adults : a randomized controlled trial. *Geriatr. Gerontol. Int.*, 19 : 717–22, 2019.

17) Kanamori *et al.*, Frequency and pattern of exercise and depression after two years in older Japanese adults : the JAGES longitudinal study. *Sci. Rep.*, 8 : 11224, 2018.

18) Tsuji *et al.*, Reducing depressive symptoms after the Great East Japan Earthquake in older survivors through group exercise participation and regular walking : a prospective observational study. *BMJ Open*, 7 : e013706, 2017.

19) Kandola *et al.*, Physical activity and depression : towards understanding the antidepressant mechanisms of physical activity. *Neurosci. Biobehav. Rev.*, 107 : 525–39, 2019.

20) 日本うつ病学会気分障害の治療ガイドライン作成委員会,『日本うつ病学会治療ガイドライン　II. 大うつ病性障害』, 日本うつ病学会（2016）.

21) National Institute of Health and Clinical Excellence, Depression : the treatment and management of depression in adults. 2009.

15章

運動の実践

　15章の前半では運動を実践するにあたって，身体活動・運動ガイドについて理解する。その中で身体活動（physical activity）についての理解を深める。そして，主にこれまで国内の基準・指針が策定された経緯や具体的な内容を理解し，国際的なガイドラインについても学ぶ。

　章の後半では，運動トレーニングの原理・原則，運動トレーニングのプログラミングの基礎を理解する。そして，有酸素性トレーニングおよびレジスタンストレーニングプログラムを処方するための基礎的な知識を身につけることを目指す。

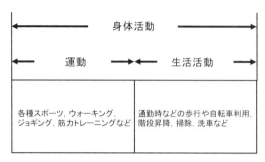

図 15-1　身体活動

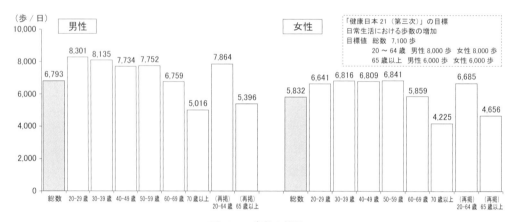

図 15-2　歩数の状況
（令和元年国民健康・栄養調査結果の概要より引用改変）

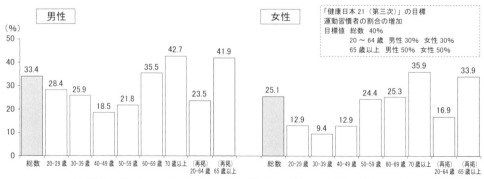

※「運動習慣者」とは，1 回 30 分以上の運動を週 2 回以上実施し，1 年以上継続している者

図 15-3　運動習慣者の状況
（令和元年国民健康・栄養調査結果の概要より引用改変）

15-1　身体活動・運動の基準・指針・ガイド

1.　身体活動・運動の現状

　身体活動（physical activity）とは，安静にしている状態よりも多くのエネルギーを消費する活動のことであり，日常生活における労働，家事，通勤・通学などの「生活活動」と，体力の維持・増進を目的として計画的・継続的に実施される「運動」とに分けられる（図 15-1）。日常生活における身体活動不足は，がん，循環器疾患，糖尿病などの生活習慣病の発症リスクや死亡リスクを高めることが知られ，WHO では，全世界の死亡に対する危険因子の 4 番目に身体活動不足を意味する身体不活動（physical inactivity）を位置づけている。日本においても身体不活動が非感染性疾患による死亡リスクの 3 番目に位置することが報告されている。このような事態は日本のみならず世界的に問題視されており，身体不活動が世界的に大流行している（パンデミックな状態）との認識も示されている。そのため WHO は 2018 年に「身体活動に関する世界行動計画 2018-2030（The global action plan on physical activity 2018-2030）」を策定している。日本においては，健康日本 21（第三次）において「日常生活における歩数の増加」，「運動習慣者の割合の増加」を目標に挙げている（図 15-2, 図 15-3）。

2.　日本における身体活動・運動の基準・指針・ガイド

　日本における健康づくりのための身体活動・運動分野の取り組みについては，1989 年の「健康づくりのための運動所要量」と 1993 年「健康づくりのための運動指針」の策定を経て，2006 年に「健康づくりのための運動基準 2006」および「健康づくりのための運動指針 2006 ＜エクササイズガイド 2006 ＞」，2013 年に「健康づくりのための身体活動基準 2013」および「健康づくりのための身体活動指針（アクティブガイド）」が策定された。そして，2024 年 1 月に身体活動基準が改訂され「健康づくりのための身体活動・運動ガイド 2023」が策定され，一般国民に向けて策定される身体活動指針（アクティブガイド）の改訂も検討されている。この改訂において，対象者別（成人，こども，高齢者）の身体活動・運動の推奨事項に加え，身体活動・運動に係る参考情報もまとめられている。また，今回の推奨事項には定量的なものだけでなく定性的な事項も含まれた。そして，これまでの「基準」という表現が全ての国民が等しく取り組むべき事項という誤解を与える可能性等を考慮し「ガイド」に名称変更されたこと，筋力トレーニングや座位行動（座りっぱなし）についても推奨事項に含まれたことなどが改訂のポイントとして挙げられる。

word　WHO
世界保健機関（World Health Organization）のことであり，1948 年にすべての人々の健康を増進し保護するため互いに他の国々と協力する目的で設立された。1947 年に採択された WHO 憲章の前文にて示された「健康とは，病気でないとか，弱っていないということではなく，肉体的にも，精神的にも，そして社会的にも，すべてが満たされた状態にあることをいいます。」（日本 WHO 協会訳）との健康の定義が広く知られている。

word　非感染性疾患
英語では Non-Communicable Diseases：NCD または NCDs と表現される。国際的に用いられている用語であり，がん，糖尿病，虚血性心疾患などの慢性疾患の総称である。日本で広く用いられている生活習慣病はその中に含まれるものと捉えられるが，国際的には非感染性疾患という表現がよく使われている。

word　健康日本 21（第三次）
2024 年度から開始の第 5 次国民健康づくり運動であり「21 世紀における第三次国民健康づくり運動」のことである。健康寿命の延伸・健康格差の縮小を実現することを目指している。運動習慣者や歩数の増加以外の身体活動・運動分野に関連する目標として，運動やスポーツを習慣的に行っていないこどもの減少，「居心地がよく歩きたくなる」まちなかづくりに取り組む市町村数の増加を設定している。

表 15-1　健康づくりのための身体活動・運動ガイド 2023

全体の方向性		個人差を踏まえ，強度や量を調整し，可能なものから取り組む　今より少しでも多く身体を動かす	
	身体活動（生活活動＋運動）		**座位行動**
高齢者	歩行またはそれと同等以上（3メッツ以上の強度）の身体活動を1日40分以上（1日約6,000歩以上）（＝週15メッツ・時以上）	運動 有酸素運動・筋力トレーニング・バランス運動・柔軟運動など多要素な運動を週3日以上【筋力トレーニングを週2〜3日】	座りっぱなしの時間が長くなりすぎないように注意する（立位困難な人も，じっとしている時間が長くなり過ぎないように少しでも身体を動かす）
成人	歩行またはそれと同等以上（3メッツ以上の強度）の身体活動を1日60分以上（1日約8,000歩以上）（＝週15メッツ・時以上）	運動 息が弾み汗をかく程度以上（3メッツ以上の強度）の運動を週60分以上（＝週4メッツ・時以上）【筋力トレーニングを週2〜3日】	
こども （※身体を動かす時間が少ないこどもが対象）	（参考） ・中強度以上（3メッツ以上）の身体活動（主に有酸素性身体活動）を1日60分以上行う ・高強度の有酸素性身体活動や筋肉・骨を強化する身体活動を週3日以上行う ・身体を動かす時間の長短にかかわらず，座りっぱなしの時間を減らす（特に余暇のスクリーンタイムを減らす）		

表 15-2　身体活動・運動に関する参考情報のテーマ

・筋力トレーニングについて
・働く人が職場で活動的に過ごすためのポイント
・慢性疾患（高血圧，2型糖尿病，脂質異常症，変形性膝関節症）を有する人の身体活動のポイント
・身体活動・運動を安全に行うためのポイント
・身体活動による疾患等の発症予防・改善のメカニズム
・全身持久力（最高酸素摂取量）について
・身体活動支援環境について
・身体活動とエネルギー・栄養素について

表 15-3　3メッツ以上の身体活動

メッツ	3メッツ以上の身体活動（生活活動や運動の例）
3.0	普通歩行（平地，67m／分，犬を連れて），電動アシスト付き自転車に乗る，家財道具の片付け，台所の手伝い，梱包，ボウリング，バレーボール，社交ダンス（ワルツ，サンバ，タンゴ），ピラティス，太極拳
3.3	カーペット掃き，フロア掃き，掃除機，身体の動きを伴うスポーツ観戦
3.5	歩行（平地，75〜85m／分，ほどほどの速さ，散歩など），楽に自転車に乗る（8.9km／時），階段を下りる，軽い荷物運び，車の荷物の積み下ろし，荷づくり，モップがけ，床磨き，風呂掃除，庭の草むしり，車椅子を押す，自転車エルゴメーター（30〜50ワット），体操（家で，軽・中等度），ゴルフ（手引きカートを使って）
4.0	自転車に乗る（≒16km／時未満，通勤），階段を上る（ゆっくり），動物と遊ぶ（歩く／走る，中強度），屋根の雪下ろし，卓球，パワーヨガ，ラジオ体操第1
4.3	やや速歩（平地，やや速めに＝93m／分），苗木の植栽，農作業（家畜に餌を与える），やや速歩（平地，やや速めに＝93m／分），ゴルフ（クラブを担いで運ぶ）
4.5	耕作，家の修繕，テニス（ダブルス），水中歩行（中等度），ラジオ体操第2
5.0	かなり速歩（平地，速く＝107m／分），動物と遊ぶ（歩く／走る，活発に），野球，ソフトボール，サーフィン，バレエ（モダン，ジャズ），筋トレ（スクワット）
5.5	シャベルで土や泥をすくう，バドミントン
5.8	こどもと遊ぶ（歩く／走る，活発に），家具・家財道具の移動・運搬
6.0	スコップで雪かきをする，ゆっくりとしたジョギング，ウェイトトレーニング（高強度，パワーリフティング，ボディビル），バスケットボール，水泳（のんびり泳ぐ）
7.0	ジョギング，サッカー，スキー，スケート，ハンドボール
8.0	運搬（重い荷物），サイクリング（約20km／時），激しい強度で行う筋トレ（腕立て伏せ・腹筋運動）
8.3	荷物を上の階へ運ぶ，ランニング（134m／分），水泳（クロール，ふつうの速さ，46m／分未満），ラグビー
9.0	階段を上る（速く）
10.0	水泳（クロール，速い，69m／分）

（健康づくりのための身体活動・運動ガイド 2023 より引用改変）

3. 健康づくりのための身体活動・運動ガイド 2023

　各世代の推奨事項は以下の通りである（表15-1）。なお，「個人差を踏まえ，強度や量を調整し，可能なものから取り組む」「今より少しでも身体を動かす」ことを全体の方向性としている。また，様々な理由で身体状況等の個人差が大きいことから，「高齢者」「成人」「こども」について特定の年齢で区切っておらず，個人の状況に応じて取り組みを行うこととしている。ガイドは身体活動を支援する関係者等に向けて策定されたものであり，身体活動・運動を取り組むにあったっての参考情報についてもまとめられている（表15-2）。推奨事項にある強度が3メッツ以上の身体活動（生活活動や運動）の例を表15-3に示した。

○高齢者
・強度が3メッツ以上の身体活動を週15メッツ・時以上行う
→「歩行又はそれと同等以上の強度の身体活動を1日40分以上行う（1日約6,000歩以上に相当）」
・筋力・バランス・柔軟性など多要素な運動を週3日以上行う
・筋力トレーニングを週2〜3日行う（多要素な運動に含めてもよい）
・身体機能が低下している高齢者は、安全に配慮し、転倒等に注意
・座位行動の時間が長くなりすぎないように注意

○成人
・強度が3メッツ以上の身体活動を週23メッツ・時以上行う
→「歩行又はそれと同等以上の強度の身体活動を1日60分以上行う（1日約8,000歩以上に相当）」
・強度が3メッツ以上の運動を週4メッツ・時以上行う
→「息が弾み汗をかく程度の運動を週60分以上行う」
・筋力トレーニングを週2〜3日行う（運動に含めてもよい）
・座位行動の時間が長くなりすぎないように注意

○こども
・身体を動かす時間が少ないこどもには，何らかの身体活動を少しでも行う
・激しすぎる運動やオーバーユース（使いすぎ）に注意

4. 国際的な身体活動ガイドライン

　WHOは2020年11月に「WHO身体活動・座位行動ガイドライン（WHO guidelines on physical activity and sedentary behavior）」を発表した。その中では，身体活動を高めることに加えて，座位時間を減らすことが推奨されている。また，健康な子どもや青年，成人，高齢者だけでなく，慢性疾患や障害を持つ人，妊娠中や産後の女性に対する推奨事項も示している。

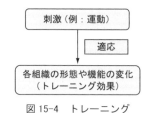

図 15-4　トレーニング

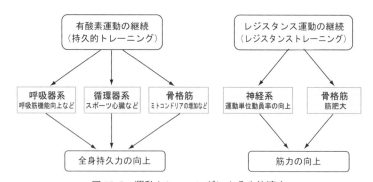

図 15-5　運動トレーニングによる生体適応

表 15-4　トレーニングの原理・原則

・トレーニングの 3 原理
　過負荷の原理　トレーニングの効果を得るためには一定水準以上の運動負荷を与える必要がある
　特異性の原理　トレーニングを行った内容に応じて特有の体力向上効果が表れる
　可逆性の原理　トレーニングを止めればその効果は元のレベルに戻る
・トレーニングの 6 原則
　個別性の原則　個々の能力に合わせてトレーニングを実施する
　全面性の原則　1 つの要素だけでなく様々な体力要素をバランスよく高めるよう行う
　専門性の原則　競技特性に合わせトレーニングを実施する
　意識性の原則　トレーニングの意義や目的を理解し，それを意識しながらトレーニングを実施する
　反復性の原則　トレーニングを継続して繰り返し行う
　漸進性の原則　レベルの向上に合わせ運動の強度や量を徐々に高めていく

表 15-5　トレーニングプログラムの構成要素

主な構成要素
　① 強度
　② 量
　③ 頻度
その他の構成要素
　① 種目の選択
　② 種目の配列
　③ 休息時間
　④ 動作スピード
　⑤ 可動範囲
　⑥ 期分け

15-2　トレーニング

　生体は様々な刺激に対し，その形態や機能を変化させる適応性を有している。したがって，トレーニングとは，この生体が本来有している刺激に対する適応性を利用して，身体的，精神的，機械的能力などを意図的・計画的に高めていく過程であるといえる（図15-4）。本来，トレーニングは運動・スポーツ分野のみで用いられる言葉ではないため，ここでは運動という刺激要因を用い，全身持久力や筋力といった各種体力要素などを高めることを目的とするものを運動トレーニングと表現する。

　生体は運動という刺激に対しても適応し，様々な変化をもたらす（図15-5）。例えば，有酸素運動を繰り返し行うことにより，全身持久力が増す。これは運動という刺激に対し呼吸器，循環器，骨格筋などの形態や機能が変化するためである。

（1）　運動トレーニングの原理・原則

　運動トレーニングの原理とはトレーニング刺激に対して身体が適応する基本的なしくみのことであり，運動トレーニングの原則とはその原理に基づいたトレーニングを実施する上での基本的なルールのことである。出典により若干異なるがトレーニング効果を効果的・効率的に得るためには注意すべきトレーニングの3つの原理と6つの原則がある。

　運動トレーニングの3原理とは，過負荷の原理，特異性の原理，可逆性の原理である。3つの原理を簡潔に表現すると，トレーニングの効果を得るためには一定水準以上の運動負荷を与える必要があるが，効果は行ったトレーニング内容に応じて特有に表れる。そして，トレーニングを止めればその効果は元のレベルに戻るということである。

　そして，3つの原理に基づき個別性の原則，全面性の原則，専門性の原則，意識性の原則，反復性の原則，漸進性の原則という6つの原則が提唱されている（表15-4）。これらの原則をまとめると，個々の能力に合わせ（個別性），1つの要素だけでなく様々な体力要素をバランスよく高めるようにプログラムを立てる（全面性）。ただし，競技特性を考慮しプログラムを立てることも必要となる（専門性）。そして，トレーニングの意義や目的を理解し（意識性），トレーニングを継続し繰り返し実施し（反復性），体力レベルの向上に合わせ運動の強度や量を徐々に高めていく（漸進性）ということになる。

（2）　運動トレーニングのプログラミング

　運動トレーニングのプログラムを構成する主な要素は，① 強度，② 量，③ 頻度の3つである（表15-5）。その他にも種目の選択，種目の配列，休息時間，期間なども考慮する。

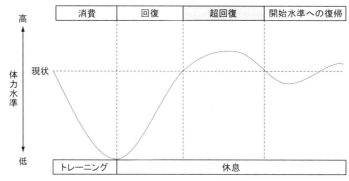

図 15-6　超回復

表 15-6　心拍数を用いた運動強度の設定

- 最大心拍数（HRmax）の推定
  HRmax ≒ 220 − 年齢，HRmax ≒ 208 − 0.7 ×年齢
- ％最大心拍数法（%HRmax 法）
  目標心拍数 ＝ HRmax × %強度
  例）80%HRmax 強度の目標心拍数 ＝ HRmax × 0.8
- 予備心拍数法（Karvonen 法）
  予備心拍数（HRR）＝ HRmax − 安静時 HR
  目標心拍数 ＝（HRR × %強度）＋ 安静時 HR
  例）80% HRR 強度の目標心拍数 ＝ HRR × 0.8 ＋ 安静時 HR

表 15-7　主観的運動強度（ボルグスケール）

	日本語表示	英語表示
20		
19	非常にきつい	very very hard
18		
17	かなりきつい	very hard
16		
15	きつい	hard
14		
13	ややきつい	somewhat hard
12		
11	楽である	fairly light
10		
9	かなり楽である	very light
8		
7	非常に楽である	very very light
6		

表 15-8　負荷強度，RM と期待できる主な効果

1 RM に対する割合（%1 RM）	最大反復回数（RM）	期待できる主な効果
100	1	筋力の向上
90	3〜6	
80	8〜10	筋肥大
70	12〜15	
60	15〜20	筋持久力の向上
50	＞ 20	

① 　強　度……過負荷の原理の通り，トレーニングの効果を得るため
　　　　　　　　には一定水準以上の運動負荷を与える必要がある。つ
　　　　　　　　まり，強度の設定によりトレーニング効果が大きく左
　　　　　　　　右される。

② 　量…………持久的トレーニングであれば強度と運動時間の積（総
　　　　　　　　仕事量）や走行距離となる。レジスタンストレーニン
　　　　　　　　グでは強度（負荷）と挙上回数の積となり，セット数
　　　　　　　　を加味することもある。

③ 　頻　度……トレーニングを実施すると，骨格筋などは一過性に疲
　　　　　　　　労する。一定期間の休息によりこの疲労は回復するが，
　　　　　　　　トレーニング刺激が適切であった場合には以前の水準
　　　　　　　　を上回るまで回復する。この現象を超回復と呼ぶ（図
　　　　　　　　15-6）。したがって，最適な頻度は様々な要素を勘案
　　　　　　　　して設定する必要があるが，この超回復が起きる時点
　　　　　　　　で次のトレーニングを実施することが理想となる。

（3）　持久的トレーニングの処方

　持久的トレーニングの強度設定には，最大酸素摂取量，心拍数や乳酸
閾値などを用いる。特に心拍数を指標とした％HRmax（最大心拍数，
heart rate max）法や予備心拍数（HRR, heart rate reserve）法が一般的に
用いられている（表 15-6）。また，主観的（自覚的）運動強度（RPE,
rating of perceived exertion）用いることもある。RPE は運動実施者が運
動中に主観的に感じる負担度を数値化したものである（表 15-7）。

　アメリカスポーツ医学会の指針では，有酸素性能力の維持・向上のた
めには，77〜90％HRmax または 60〜80％HHR の強度で，運動時間が
20〜60 分，頻度は週に 3〜5 回で実施することが推奨されている。また，
持続時間については，1 回の長時間の運動でなくとも短時間（10 分程度）
の断続的な運動でも同じ効果が期待できる。

（4）　レジスタンストレーニングの処方

　レジスタンストレーニングの強度設定は，一般的に RM（repetition
maximum，最大反復回数）法や％1 RM 法により行う。RM 法とは，あ
る重量を何回繰り返すことができるか，その回数によって負荷を決める
方法である。例えば 5 RM は 5 回反復できる最大の負荷を指す。1 RM は
1 回反復できる重さであり，言い換えると 1 回しか反復できない重さの
ことである。トレーニングの目的により異なるが，例えば筋肥大を目的
に実施する場合には，運動強度は 8〜10 RM に設定することが多い（表
15-8）。トレーニングの量は，3 セット以上，頻度は週に 2〜3 回とする
のが一般的である。

> **word　主観的運動強度**
> RPE は心理学者のボルグによっ
> て提唱されたため，ボルグスケー
> ルと呼ばれることもある。RPE
> と運動時の心拍数や酸素摂取量と
> の間に相関関係があることから，
> 運動強度の指標としてよく用いら
> れている。一般的に運動時の
> RPE を 10 倍すると心拍数に近い
> 値になるとされる。しかし，RPE
> には大きな個人差があるため広範
> 囲の人に適応する際には注意を要
> する。

コラム　骨格筋を騙して筋肥大

　局所の血流を制限するトレーニング（加圧トレーニングなど）は，骨格筋内の血流を適切に制限しトレーニングを行うことで，極めて軽い負荷でも筋肥大が認められる。具体的には，ベルトなどを用い静脈側に圧力をかけ，乳酸や水素イオンなどの代謝物が活動筋から排泄されることを制限したトレーニングである。これにより低強度でも高強度で激しいレジスタンス運動をした後のような状態になる。つまり骨格筋を「騙す」トレーニング方法といえる。一般的に「スロートレーニング」として知られているトレーニングもこの局所循環の制限を利用したトレーニング方法である。また近年では低強度でも反復回数を増やし限界まで追い込むことで筋が肥大することが確認されている。つまり「騙す」ことを含め骨格筋は限界まで追い込まれたと何らかのメッセージを受け取ることで肥大するものと考えられる。

参 考 文 献

1）厚生労働省，令和元年国民健康・栄養調査結果の概要（2020）.

2）厚生労働省，健康づくりのための身体活動・運動ガイド 2023（2024）.

3）World Health Organization, WHO Guidelines on physical activity and sedentary behaviour.（2020）.

4）中本哲・井澤鉄也・若山章信，からだを動かすしくみ（第 2 版），杏林書院（2007）.

5）日本体力医学会体力科学編集委員会　監訳,運動処方の指針(原著第 7 版),南江堂（2006）

6）東京大学身体運動科学研究室　編，教養としての身体運動・健康科学,東京大学出版（2009）.

7）谷本道哉，筋トレまるわかり大辞典，ベースボールマガジン社（2010）.

8）石井直方，トレーニングをする前に読む本，講談社＋α文庫（2012）

9）Mitchell CJ, Churchward-Venne TA, West DW, Burd NA, Breen L, Baker SK, Phillips SM. Resistance exercise load does not determine training-mediated hypertrophic gains in young men. *J. Appl. Physiol.*, **113**: 71-77, 2012.

索　　　引

著者略歴 （＊編著者）

小山勝弘＊ 博士（医学）
山梨学院大学スポーツ科学部学部長・教授
　1991年　筑波大学体育専門学群卒業
　1997年　兵庫医科大学大学院医学研究科
　　　　　　修了
　山梨大学大学院総合研究部・教授を経て
　2021年4月より現職

山北満哉　博士（医科学）
山梨県立大学看護学部看護関連科学領域・准教授
　2004年　山梨大学教育人間科学部卒業
　2013年　山梨大学大学院医学工学総合教育部
　　　　　　博士課程修了
　北里大学一般教育部・准教授を経て2022
　年4月より現職

小野悠介　博士（医学）
熊本大学発生医学研究所器官構築部門筋発生
再生分野・教授／東京都健康長寿医療セン
ター研究所・研究部長
　2002年　山梨大学教育人間科学部卒業
　2007年　東北大学大学院医学系研究科博士
　　　　　　課程修了
　長崎大学医歯薬学総合研究科・准教授を経
　て2022年12月より現職

安藤大輔＊ 博士（医科学）
山梨大学大学院総合研究部・准教授
　2002年　山梨大学教育人間科学部卒業
　2008年　山梨大学大学院医学工学総合教育部
　　　　　　博士課程修了
　防衛大学校総合教育学群体育学教育室・准
　教授を経て2015年4月より現職

北川　淳　博士（学術）
北里大学大学院医療系研究科・教授
　1991年　筑波大学体育専門学群卒業
　1993年　筑波大学大学院体育研究科修了
　北里大学一般教育部・准教授を経て
　2015年4月より現職

藤田　諒　博士（医学）
筑波大学医学医療系トランスボーダー医学研
究センター・助教（卓越研究員）
　2008年　山梨大学教育人間科学部卒業
　2015年　大阪大学大学院医学系研究科博士
　　　　　　課程修了
　マギル大学（カナダ）・博士研究員を経て
　2020年2月より現職

運動生理学（第2版）─生理学の基礎から疾病予防まで─

2013年5月1日　初版第1刷発行	
2020年9月15日　初版第8刷発行	Ⓒ　編著者　小　山　勝　弘
2021年4月10日　第2版第1刷発行	安　藤　大　輔
2024年3月20日　第2版第4刷発行	発行者　秀　島　　　功
	印刷者　荒　木　浩　一

発行所　三共出版株式会社　　東京都千代田区神田神保町3の2
　　　　　　　　　　　　　　　郵便番号101-0051 振替00110-9-1065
　　　　　　　　　　　　　　　電話03-3264-5711 FAX 03-3265-5149
　　　　　　　　　　　　　　　https://www.sankyoshuppan.co.jp/

一般社団法人 日本書籍出版協会・一般社団法人 自然科学書協会・工学書協会　会員

Printed in Japan　　　　　　　　　　　　　印刷・製本　アイ・ピー・エス

ISBN 978-4-7827-0802-6